AF500422

NOUVEAU MANUEL

COMPLET

D'AUSCULTATION

ET DE

PERCUSSION.

IMPRRIMERIE DE A. HENRY,
RUE GÎT-LE-COEUR, 8.

NOUVEAU MANUEL COMPLET

D'AUSCULTATION

ET DE

PERCUSSION,

OU

APPLICATION DE L'ACOUSTIQUE AU DIAGNOSTIC DES MALADIES;

Par A. Naciborski,

DOCTEUR EN MÉDECINE DE LA FACULTÉ DE PARIS,
EX-CHIRURGIEN MILITAIRE, PROFESSEUR DE MÉDECINE,
CHEVALIER DE LA CROIX MILITAIRE D'OR DE POLOGNE.

De toutes les sciences physiques en général, il n'en est peut-être pas une dans laquelle il importe plus d'interroger les sens que dans la médecine pratique strictement dite.

CORVISART, *préface de la traduction de la nouvelle méthode*, etc., D'AVENBRUGGER.

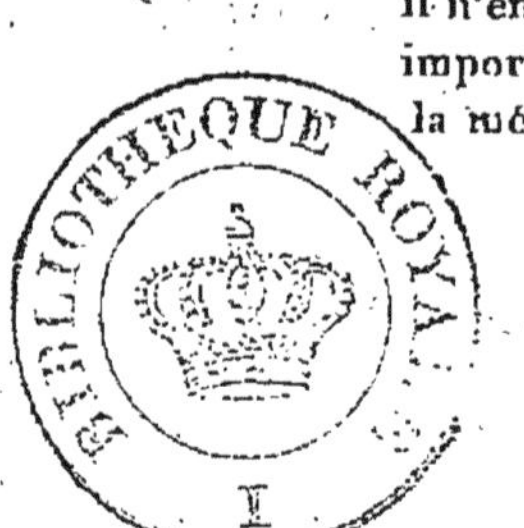

PARIS,
CHEZ L'AUTEUR, RUE DE LA HARPE, N° 26.

1835.

À MONSIEUR

BOUILLAUD,

Professeur de clinique médicale à la Faculté de Médecine de Paris, chevalier de la Légion-d'Honneur, membre de l'Académie royale de Médecine, de la Société phrénologique, de la Société médicale d'émulation, etc., etc.

Témoignage de ma vive reconnaissance,

RACIBORSKI, D.-M.

AVANT-PROPOS.

Nous publions un *Manuel* d'auscultation et de percussion, c'est-à-dire un livre portatif. Tous les *livres élémentaires* devraient l'être : non pas seulement que cette forme soit plus commode, mais parce qu'une science, dès que son domaine est bien déterminé et qu'elle se trouve réduite à ses limites propres, les a toujours bornées.

Selon nous, un bon *Manuel* (si l'on entend par ce titre un livre élémentaire) loin de donner une idée vague et surtout inexacte de la science ou de la branche qu'il traite, doit en offrir le cadre complet; en parcourir et limiter le domaine dans tous les sens; poser les faits fondamentaux, pour en déduire ensuite tous ceux qui ne sont ni primitifs ni irréductibles ; assigner sa place logique à chaque anneau primitif ou secondaire de la chaine scientifique et présenter dans l'exposition, une filiation d'idées naturelle, aussi lucide pour l'intelligence qu'avantageuse pour la mémoire. Sans démembrer le cadre, il en écarte, par une analyse judicieuse, tout ce qui ne se rapporte pas essentiellement à son objet, et la synthèse qu'il présente de tous les faits simplifiés, mais ni tronqués, ni défigurés, laisse ressortir la couleur propre de chaque objet analysé, dans le jour commun qu'elle reflète partout.

C'est surtout dans les ouvrages de ce genre, qu'on devrait consacrer les mêmes développemens aux vues de généralisation et d'ensemble qu'aux analyses et aux détails. Les relations de ressemblance et de différence servent de lien à tous les faits et les rattachent les uns aux autres dans l'esprit où ils seraient isolés sans cette circonstance et ne pourraient se réveiller les uns par les autres pour former cette série d'idées qui constituent l'activité spontanée de l'intelligence. Les idées d'ensemble donnent la mesure d'un vaste domaine, de ses grandes régions, de ses dépendances, de ses environs; ce sont les jalons qu'un voyageur, nouvellement arrivé dans un pays où il veut habiter, plante çà et là pour lui servir de boussole. Elles sont indispensables à la localisation des détails.

Tracer le plan d'un bon livre élémentaire, c'est faire la critique de presque tous ceux que possède notre science.

Nous ne signalons pas ce vice pour nous glorifier de l'avoir évité dans un sujet aussi limité que le nôtre, et encore moins pour proposer notre travail comme un modèle à imiter. C'est seulement pour le garantir du discrédit mérité par la plupart des Manuels. Mais celui que nous publions, fût-il privé du mérite de l'exécution, se recommanderait encore par le choix du sujet.

L'importance de l'auscultation et de la percussion est aujourd'hui généralement reconnue. Nous n'hésitons pas d'avouer que sans leur secours, nous renoncerions à l'exercice de la médecine. Il n'y a pas un seul médecin célèbre en France, qui ne se soit familiarisé avec ces méthodes. Les autres pays reconnaissent aussi l'utilité de cette partie du diagnostic; témoins les nombreux étrangers qui nous ont fait l'honneur d'assister à nos leçons, parmi lequels nous nous plaisons à citer MM. Carbonaro, docteur de la Faculté de Palerme; Adragna, docteur de la Faculté de Naples; Krug, Mayer, Keiser, Krocker, docteurs des Facultés allemandes; Ribaro, George Rowe, Robert Gaye, Robert Boyd, Mitchell, Fitzherbert, médecins anglais; Roch, médecin portugais; Schweiger, médecin polonais; Dusaix et Armand, médecins de Savoie; Insch et Hoopen de l'Amérique septentrionale.

Mais s'il est incontestable que les connaissances d'auscultation et de percussion ont répandu un jour tout nouveau sur le domaine de la médecine; si elles ont fait succéder à l'empirisme des signes physiques à la fois conformes à l'expérience et à la raison, il est aussi trop vrai que ces méthodes de diagnostic, créées depuis quelques années par d'excellens maîtres, ne sont encore rien moins que vulgaires, dans les cercles éloignés du centre médical.

Nous n'avons donc pas la prétention de présenter des faits neufs. Nous n'aspirons qu'à payer un faible hommage aux auteurs de ces utiles découvertes, et à accomplir la tâche qu'ils avaient commencée, en vulgarisant les fruits de leurs travaux immortels.

Une fois cette voie ouverte à leur inquisition, elle fut rapidement parcourue. Cependant, il n'est jamais donné à un seul homme de tout observer dans une route nouvelle qu'il s'est frayée, et de rendre inutiles les talens qui viennent après lui.

L'auscultation et la percussion, déjà précieuses entre les mains de Laënnec, d'Avenbrugger et de Corvisart, le sont devenus bien davantage par les travaux de MM. Andral, Bouillaud, Louis, Piorry, Reynaud, etc.

Cette partie du diagnostic déjà si perfectionnée s'enrichit encore tous les jours de nouveaux faits; mais ceux-ci, dispersés dans les journaux ou dans des ouvrages qui ne sont pas à la portée de chacun, ne profitent qu'au petit nombre. Nous avons pensé qu'un ouvrage qui recueillerait toutes ces acquisitions dispersées, et les présenterait avec méthode et clarté, serait utile. Si nous nous sommes permis d'ajouter quelques observations qui nous sont propres à l'héritage que nous tenons des autres, nous demanderons pour elles l'indulgence de nos Lecteurs.

Mais en remplissant cette lacune, nous ne nous proposons pas seulement de répandre des connaissances si importantes, nous avons encore en vue de donner la clef des hôpitaux aux nombreux élèves des premières années auxquels les visites cliniques ne sont propres qu'à inspirer du dégoût et du découragement, lorsqu'ils ne peuvent se procurer les notions préliminaires capables de rendre intelligibles et intéressantes les maladies qui se présentent à leurs yeux.

Au contraire, l'expérience des sens et l'application de l'intelligence à l'interprétation des phénomènes acoustiques n'ont rien d'étranger pour aucun élève ; et cet exercice, servant de transition entre le connu et l'inconnu, les habituera à l'observation des maladies, et leur fera contracter l'usage des méthodes rigoureuses à l'aide desquelles ils auront été initiés à tout ce que nous savons de plus positif et de plus utile sur les maladies du cœur, des poumons et de l'abdomen.

L'ordre que nous avons choisi dans l'exposition de ces deux méthodes a été sanctionné par l'expérience. En effet, dans les leçons que nous avons données à l'hôpital de la Charité, plusieurs de nos élèves qui avaient à peine quelques notions d'anatomie, avaient acquis, dans douze jours, toutes les connaissances consignées dans notre Manuel.

Nous devons témoigner publiquement notre reconnaissance à M. le professeur Bouillaud, dont la clinique, toujours riche en cas intéressans, nous offrait une vaste mine à exploiter; et si notre travail est de quelque utilité à la science et aux élèves, c'est à ce célèbre professeur que nous en serons redevable.

Nous saisissons aussi avec plaisir cette occasion de remercier notre excellent confrère et ami, M. le docteur Jules Pelletan, chef de clinique, de la complaisance avec laquelle il s'est prêté à nous faciliter les moyens de faire nos leçons à l'hôpital de la Charité.

RACIBORSKI, *D.-M.*

INTRODUCTION.

UTILITÉ DE L'AUSCULTATION ET DE LA PERCUSSION.

L'*auscultation* et la *percussion* ne sont que l'application directe des sens au diagnostic des maladies. Ces deux méthodes, quoique bien distinctes, offrent cependant tant de points de contact et d'analogie dans leur procédé, leur usage et le secours mutuel qu'elles se prêtent, que nous n'avons pas cru devoir les traiter isolément.

L'*auscultation* (du latin *auscultatio*, exploration au moyen de l'oreille) a pour but de reconnaître, par le secours de l'ouïe, les différens bruits qui se passent pendant le *fonctionnement* des organes et principalement des organes de la respiration et de la circulation.

Instruits d'abord par des observations nombreuses (observations trouvant d'ailleurs leur raison dans les lois générales de la physique) que tel bruit observé dans un organe coïncide avec tel état pathologique de ce dernier, nous pouvons facilement reconnaître, par le secours de l'auscultation le siége et la nature des affections qui modifient les *bruits fonctionnels*. C'est ainsi que, pour celui qui connaît ces résultats de l'expérience, *le râle crépitant* indique une *pneumonie au premier degré*, ou une altération dans les *vésicules pulmonaires*, et *le râle sibilant* dénote l'existence d'un *catarrhe* ou d'une altération siégeant dans les *bronches*.

La percussion consiste en chocs exécutés principalement par le moyen des doigts à la surface des diverses régions du corps; elle leur fait rendre différens sons selon la nature et l'état différent de leurs organes.

Elle s'exerce sur un champ plus vaste que l'auscultation. Celle-ci, en effet, ne trouve son application que dans les régions qui produisent des bruits spontanés, pendant que la première peut se pratiquer sur toute la surface du corps, mais principalement sur les parois des grandes cavités du tronc.

Lorsqu'on trouve le son *mat* dans une région qui donne le son *clair* dans l'état normal, ce signe anormal indique que l'organe correspondant à la région percutée est atteint d'une affection morbide.

Il sera donc facile de reconnaître auquel des différens organes cet état appartient par la connaissance de leur position respective dans leur région, et la percussion deviendra même un moyen précieux de déterminer d'une manière précise les variations soit de situation, soit de volume, qu'ils ont pu subir.

Ainsi on sait que la partie de la région hypochondriaque, située immédiatement sous le rebord des fausses côtes droites donne par la percussion un son clair dans l'état sain.

Si donc cette partie vient à rendre un son

mat, une affection nous sera révélée sans que son siége immédiat soit encore bien déterminé.

Mais si cette matité se prolonge en haut vers le foie, tandis qu'elle cesse plus bas, nous dirons que *le foie* est hypertrophié et déborde les *fausses côtes*.

Si, au lieu de monter, cette matité descend sans interruption jusqu'à la région de l'ovaire droit, nous saurons qu'elle dépend d'une tumeur formée dans ce *dernier organe*.

Quand l'auscultation et la percussion n'auraient eu d'autre résultat que celui d'avoir contribué pour beaucoup au progrès de nos connaissances, sur la nature des affections des organes respiratoires, et de montrer ces affections sous un jour tout nouveau et sous leur jour le plus vrai, un pareil service serait déjà inappréciable.

En effet avant le perfectionnement des différens modes de percussion et la découverte de l'auscultation, quelle inexactitude ne régnait pas dans le diagnostic des organes respiratoires?

Lorsque des gaz intestinaux rassemblés en grande quantité refoulaient le diaphragme contre les poumons de manière à empêcher ceux-ci d'exécuter leur fonction, la dyspnée résultant de cet état était rapportée à quelque lésion des poumons sous le nom de péripneumonie et de pleurésie.

D'autres fois c'était une lésion organique du cœur qui donnait lieu à la dyspnée, et l'on n'hésitait pas d'attribuer cette affection à une lésion quelconque des poumons ou de leurs nerfs.

Réciproquement dans des tems où la dyspnée et les crachats sanguinolens étaient les principaux caractères d'une pneumonie, les véritables affections des poumons devaient être souvent méconnues, et prises pour des états morbides tout-à-fait étrangers.

Ainsi chez les vieillards, où les inflammations des poumons ne sont souvent accompagnées d'aucune expectoration, mais seulement de la prostration des forces, commune à toutes les maladies graves qui les affligent, on était condamné à ne soupçonner que l'existence d'une fièvre adynamique lorsqu'ils étaient atteints d'une pneumonie. Tel était l'état de la Médecine, jusqu'à la fin du dernier siècle et même encore au commencement de celui-ci. Ce que Stoll décrivait sous le nom de péripneumonie ou de pleurésie bilieuse, n'était, comme l'a déjà remarqué Pinel, avec beaucoup de raison, qu'un embarras gastrique compliqué quelquefois d'une bronchite; et l'on peut trouver dans la clinique de Pinel, lui-même, plusieurs cas de fièvres adynamiques, qui ne seraient aujourd'hui pour nous que de vraies inflammations des poumons.

Le pronostic ne pouvait être mieux établi que le diagnostic; et quoique à défaut d'indications positives sur l'état de la maladie, on observât scrupuleusement tous les changemens survenus dans son cours, le pouls, les urines, les évacuations alvines, afin d'en prévoir la terminaison ; des signes ultérieurs aussi incomplets, aussi variables et inconstans ne pouvaient suppléer à un bon diagnostic et soustraire le pronostic aux dangers incalculables de l'inexactitude et de l'erreur.

Aujourd'hui que notre art possède des moyens de diagnostic bien autrement positifs, et qu'il fraternise avec les sciences exactes, le pronostic repose essentiellement sur le diagnostic, dont il n'est que l'interprétation. Celui-ci une fois bien établi, rien de plus facile que de pronostiquer d'après la gravité de l'affection et l'importance des organes affectés. Ainsi, pour donner un exemple de la simplicité du pronostic, seulement à l'égard des affections des organes respiratoires; de deux malades, dont l'un n'a qu'une légère partie d'un poumon enflammée au 1er degré, et dont l'autre a un poumon entier hépatisé, *le dernier est bien plus dangereusement malade que le premier.*

Voilà un pronostic bien simple et évident pour tout le monde, ou l'interprétation pure du diagnostic. Si donc c'est à l'auscultation et à la percussion que nous sommes redevables du diagnostic, c'est à elle aussi que nous devons notre pronostic rationel.

Les mêmes difficultés et les mêmes erreurs que nous avons signalées dans le diagnostic et le pronostic des maladies des poumons devaient se rencontrer nécessairement dans leur traitement ; c'est alors qu'elles avaient des conséquences effrayantes et le plus souvent irréparables.

Ainsi, d'un côté, danger imminent d'un traitement inutile ou contraire.

Dans les pneumonies prises pour des fièvres adynamiques on commençait par prodiguer aux malades des stimulans ; le camphre, la serpentaire de Virginie, l'acétate d'ammoniaque, etc., stimulans qui, au lieu de relever les forces des malades, ne faisaient que précipiter leur mort ; tandis qu'une saignée agissant directement contre la lésion morbide leur aurait rendu les forces.

D'un autre côté, absence des signes positifs pour constater l'effet du traitement, la marche de la maladie, le progrès du mal, ou l'amélioration; signes qui ne peuvent pas être différens de ceux qui auraient été nécessaires et qui avaient déjà manqué dans le diagnostic. Cette absence ultérieure de signes positifs compliquait extraordinairement les difficultés du traitement; elle ne laissait pas même au médecin les ressources des méthodes expectantes, tandis que l'auscultation et la percussion viennent encore à notre aide, soit pour changer un mauvais traitement, soit pour continuer un traitement convenable, ou pour le modifier et l'adapter à l'état actuel.

On n'avait pas de données plus exactes pour constater la guérison; et de même que l'on ne supposait pas l'existence d'une pneumonie dans les affections où la dyspnée et les crachats n'étaient pas réunis, de même et conséquemment les affections qui cessaient d'offrir ces caractères, étaient sensées parvenues à leur guérison. Combien de malades n'ont pas été victimes de cette erreur ! Combien de cas ne voyons-nous pas encore aujourd'hui où les malades ne présentent déjà plus aucune gêne dans la respiration, et où leurs crachats ont un très-bon aspect, ou n'existent plus du tout, sans que le foyer de la maladie soit encore bien éteint ?

Si les malades, qui se trouvent dans ces conditions, sont regardés comme guéris, et qu'on les laisse se livrer au régime des personnes en santé, ou commettre quelques excès, le foyer morbide incessamment ranimé, au lieu de s'éteindre, prendra une marche chronique qui ne s'arrêtera qu'au tombeau.

Nous avons vu plus d'une fois, à l'hôpital de la Charité, dans le service de M. le professeur Bouillaud, des malades atteints de pneumonies, nous dire qu'à l'invasion de la maladie on leur avait fait une saignée en ville, et que les symptômes principaux ayant disparu à la suite de cette saignée, les médecins les avaient crus guéris, lorsque rapidement, au bout de deux jours, ils recommençaient à cracher le sang et à éprouver de nouveau la toux et la difficulté de respirer.

Telle est la cause de la plus grande partie des phthysies qui, quoiqu'on en dise, ne sont que des inflammations chroniques, tantôt primitives, tantôt successives à des pneumonies ou à des bronchites aigües négligées, mal traitées ou guéries incomplètement, c'est faute d'avoir recours à l'auscultation et à la percussion qu'on commet de pareilles erreurs, et que ne reconnaissant pas bien l'état des poumons après la première saignée, on ne poursuit pas avec vigueur un traitement qui a déjà produit une amélioration très-marquée. L'auscultation et la percussion saisissant les moindres vestiges de l'état pathologique ; engageront les praticiens à combattre le mal jusqu'à extinction par les mêmes moyens qui l'avaient atténué dans son invasion.

Tout ce qui regarde les affections des poumons était donc ignoré ou méconnu avant les lumières que l'auscultation et la percussion sont venues jeter sur ce sujet. Aussi n'est-ce que dans des tems antérieurs à leur découverte, tems où les tubercules pouvaient être confondus avec le catarrhe chronique, que certains médecins ont pu jouir du privilége exclusif de guérir ces affections si souvent mortelles. Mais aussi combien de fois leur gloire usurpée n'a-t-elle pas éprouvé des revers !

Aujourd'hui l'incertitude et l'ignorance n'ont fait place à des connaissances positives, il est vrai, qu'en nous dévoilant souvent notre impuissance contre cette dernière affection ; mais les cas de guérison, quoique peu nombreux, sont devenus authentiques et certains. Un autre avantage qui en est résulté pour la pratique, c'est de ne plus soumettre nos malades à un tatonnement aveugle, mais à un traitement dont le succès peut être presque mathématiquement constaté.

Examinons maintenant quel a été le résultat de ces découvertes, relativement aux maladies du cœur. C'est à la percussion et à l'auscultation, réunies aux recherches des anatomo-pathologistes modernes, qu'est due l'analyse des différentes affections comprises autrefois sous le nom général d'asthme. Aujourd'hui nous distinguons dans l'asthme, tantôt des lésions du cœur, tantôt du péricarde, tantôt de la plèvre, tantôt du poumon. C'est par ces deux méthodes que quelques auteurs modernes, et principalement M. Bouillaud, sont parvenus à reconnaître, dans le centre circulatoire, les différentes affections qui se bornaient autrefois à l'anévrisme actif et passif (Corvisart). Ces progrès ne sont pas illusoires, ils ne se bornent pas à augmenter le nombre des affections du genre humain, mais influent beaucoup sur leur traitement.

Ce serait se tromper gravement de croire que le diagnostic des différentes affections du cœur est de peu d'importance, attendu que pour toutes on emploirait un traitement à peu près semblable. En effet, il y a des affections du cœur où au lieu des émissions sanguines, on est obligé d'avoir recours au fer et au quinquina.

D'un autre côté, de même que dans les affections des organes respiratoires, elles nous donneront des signes positifs, des signes précieux pour observer la marche de la maladie, et l'effet ou la valeur d'un traitement.

C'est par l'auscultation que M. Bouillaud est parvenu, il y a quelques années, à découvrir que le souffle particulier, nommé par lui *bruit de diable*, et déjà observé dans plusieurs artères par Laënnec, existe constamment dans les artères carotides des chlorotiques.

Ce signe accompagnant la chlorose et l'anémie est déjà devenu plus d'une fois très-précieux dans la pratique médicale.

Les affections de l'abdomen n'ont-elles pas trouvé aussi dans la percussion médiate un précieux mode d'exploration ?

Combien de fois n'a-t-on pas pris des douleurs à l'épigastre pour des signes de la gastrite, tandis que la percussion médiate a découvert leur siége dans le lobe gauche du foie ? Combien d'épanchemens pleurétiques du côté droit n'ont-ils pas été rapportés depuis l'introduction de la percussion médiate à des hypertrophies du foie, etc.

Enfin, une des plus heureuses applications de cette dernière méthode au diagnostic, est celle qui en a été faite à la grossesse. On sait que les mouvemens du fœtus, regardés comme le signe le plus certain d'une grossesse, peuvent quelquefois manquer complètement, et que d'autrefois les femmes hystériques croyaient avoir ressenti des mouvemens sans être enceintes.

L'auscultation saisissant les deux bruits du fœtus, celui des battemens du cœur et le placentaire, nous ne pouvons plus être induits en erreur.

La chirurgie même a pu retirer quelques avantages de l'auscultation.

On entendra mieux la crépitation des fractures en appliquant l'oreille sur le membre soupçonné fracturé, qu'en la tenant à distance.

De même l'application de l'oreille sur l'hypogastre donne souvent plus de certitude sur l'existence d'un calcul dans la vessie, que la sensation de résistance qu'il oppose généralement aux chocs de la sonde.

Nous ne pourrions pas terminer cet aperçu général, sans ajouter que la médecine entière a gagné à l'introduction de l'auscultation et de la percussion.

Qui peut nous affirmer que les cas cités par les anciens, comme des exemples de fièvres essentielles, et principalement de fièvres inflammatoires, n'étaient pas quelques affections latentes des poumons et du centre circulatoire?

PREMIÈRE PARTIE.

EXPLICATION DES DIFFÉRENS SIGNES OBTENUS PAR LA PERCUSSION ET L'AUSCULTATION.

SECTION PREMIÈRE.

PERCUSSION.

CHAPITRE PREMIER.

DE LA PERCUSSION EN GÉNÉRAL.

J'affirme, d'après ma propre expérience, que le signe dont il s'agit est du plus grand intérêt, non-seulement pour connaître, mais encore pour guérir les maladies, et qu'il mérite, par conséquent, la première place après l'exploration du pouls et de la respiration. En effet, dans quelque maladie que soit observé le son contre nature du thorax, il indiquera toujours le plus grand danger.

Avenbrugger, *traduction de Corvisart.*

1. La percussion s'exécute, comme nous l'avons déjà dit plus haut, en frappant principalement avec les doigts les différentes régions

du corps. Elle a pour but de reconnaître à l'aide des différens sons qu'elle fait rendre aux organes l'état physique de ceux-ci, en ce qui regarde leur dimension, leur forme, leur consistance et leur densité.

C'est à Avenbrugger, médecin de Vienne, qu'est due l'introduction de cette méthode en médecine. Elle n'avait été connue par aucun médecin de l'antiquité et méritait justement le nom de *inventum novum* sous lequel l'a désigné son auteur.

Le premier ouvrage d'Avenbrugger, sur cette matière, parut à Vienne en 1663. Bientôt, en 1670, il fut traduit en français, par Rozière de la Chassagne, qui publia cette traduction à la suite de son manuel des pulmoniques. Cependant, comme le dit Corvisart, qui commençait ses études médicales dans un tems peu éloigné de cette époque, le nom d'Avenbrugger et de sa méthode était resté complètement inconnu.

Parmi les auteurs qui écrivirent après Avenbrugger, Stoll est le seul qui se servit de sa méthode avec avantage. Rozière de la Chassagne avoue naïvement qu'il ne l'a jamais employée lui-même.

Ce ne fut que cinquante ans après que Corvisart lisant les ouvrages de Stoll, eut la curiosité de faire un essai, dont il eut tellement lieu de se flatter qu'il proclama la percussion comme très-utile, et même, dans beaucoup de cas, comme indispensable au diagnostic et au traitement des maladies.

Corvisart ayant ainsi déterré la percussion oubliée ou plutôt méconnue même parmi les compatriotes d'Avenbrugger, eût pu revendiquer pour lui la gloire de l'inventeur, d'autant plus qu'il y avait apporté quelques perfectionnemens. Mais modeste, autant que savant, il se contenta du mérite d'avoir rendu un grand service au diagnostic des maladies de la poitrine, et en publiant une traduction commentée de l'ouvrage d'Avenbrugger, il rendit justice au talent observateur et au génie inventeur de ce médecin.

La percussion telle que l'employait Avenbrugger n'était appliquée qu'aux organes contenus dans le thorax. Sa méthode consistait en une percussion lente et légère, exécutée directement sur le thorax avec les extrémités des doigts rapprochés les uns des autres et allongés.

Pour éviter la confusion du vrai son des organes avec le claquement provenant du choc de deux parties dénudées, Avenbrugger conseillait de se couvrir la main d'un gant et de ne jamais frapper sur les parois nues.

Corvisart percutait avec le plat de plusieurs doigts réunis, Laënnec avec le sthétoscope.

Cependant quel que soit le procédé qu'on emploie pour exécuter la percussion immédiate, elle offre beaucoup d'inconvéniens inhérens, les uns, au procédé lui-même, les autres, aux circonstances d'organisation et de maladie; car, d'un côté, il est impossible, quoiqu'en dise Avenbrugger, que la percussion immédiate puisse obtenir des sons prononcés sans qu'elle s'exécute avec assez de force et qu'elle ne devienne douloureuse. L'ébranlement qu'elle produit ne sera pas non plus sans danger dans les inflammations des organes respiratoires; ajoutez qu'il devient impossible de comparer des sons inégalement provoqués des deux côtés du thorax, et de limiter rigoureusement des lésions de peu d'étendue.

En outre, il est certaines régions comme celles des omoplates, des mammelles, de la partie susclaviculaire qui seront toujours difficilement percutées de cette manière; une autre fois, c'est l'obésité des sujets, l'anasarque, l'œdème, qui rendront impossible l'application de la percussion immédiate.

Enfin elle sera très douloureuse lorsque la surface percutée sera couverte d'une exanthème ou d'un vésicatoire, etc.

Ce qui lui fait perdre encore un grand avantage c'est qu'elle ne peut être appliquée à l'exploration du ventre. En effet les parois molles de la cavité abdominale ne produiront jamais de vibrations assez prononcées pour qu'on puisse bien apprécier l'état des organes superficiels, et ne pourront être suffisamment déprimées pour l'exploration des organes profondément situés.

Ce sont ces imperfections qui firent abandonner ce moyen de diagnostic des organes abdominaux, de sorte qu'on ne s'en servait plus que dans certains cas pour reconnaître le degré du ballonement du ventre.

Depuis l'impulsion qu'a donnée Laënnec à la médecine par une heureuse application d'acoustique au diagnostic des maladies, plusieurs médecins ont commencé à mieux sentir le rapprochement entre les signes physiques observables au dehors et l'état de nos organes, et ont plus vivement senti l'insuffisance de la percussion immédiate.

2. La propriété qu'ont certains solides mis en vibration de propager celles-ci aux corps avec lesquels ils sont en rapport, a suggéré à M. Piorry l'idée de la *percussion médiate*, qui consiste à percuter une plaque de matière solide et élastique appliquée sur une région du corps, de manière à y provoquer des vibrations sonores, qui se propagent dans les organes sous-jacents et s'y changent en leur son propre (1).

On a nommé *plessimètre* de πλήσσω, je frappe, ou πλῆξις percussion et μέτρον, mesure, le premier instrument qui devait faire l'office d'un corps sonore, intermédiaire. Il consistait en une palette circulaire de bois de sapin d'une ligne d'épaisseur et de deux pouces de diamètre supportée par une tige verticale du même bois ménagée dans une partie de sa circonférence. Aujourd'hui cet instrument a subi différentes modifications tant de nature que de forme ; mais on ne se

(1) *Voyez* l'ouvrage de M. Piorry. — De la Percussion médiate et des signes obtenus à l'aide de ce nouveau moyen d'exploration.

sert plus que du plessimètre en ivoire et du plessimètre en caoutchouc, introduit par M. Louis; enfin, le doigt remplace très-souvent ces deux derniers.

L'opinion générale est le meilleur juge de la valeur relative de ces instrumens. Le caoutchouc percuté donne toujours un son particulier résultant de son élasticité qui masque le son des organes. Aussi n'est-il employé actuellement que par M. Louis.

La plaque d'ivoire et le doigt partagent aujourd'hui le choix des médecins. La première n'est autre chose qu'une plaque circulaire dont les deux faces sont lisses et planes, et la supérieure seule, surmontée d'un rebord régnant, soit dans toute la continuité de sa circonférence, soit seulement en deux points opposés de celle-ci.

C'est par ce rebord que les doigts saisissent le plessimètre.

Selon nous le doigt, composé d'os et revêtu de parties molles, réunit le mieux les avantages de tous les autres instrumens.

Mais le meilleur sera toujours celui auquel on est habitué. Cependant il faut avouer qu'il sera utile de réunir l'emploi du plessimètre à celui du doigt.

Lorsqu'il s'agira de percuter la poitrine d'un sujet maigre, le doigt s'appliquera mieux aux espaces intercostaux. Il devra également être employé de préférence dans l'examen de la partie du poumon située au-dessus de la clavicule. Dans tous les autres cas nous opterons volontiers pour le plessimètre en ivoire, auquel il faudra, d'ailleurs, toujours avoir recours, lorsqu'il s'agira de l'exploration des organes abdominaux; car les parties molles du doigt absorberaient encore le son de ces organes déjà obscurci par l'épaisseur des parois du ventre.

Le plessimètre en ivoire doit être saisi entre le doigt indicateur et le pouce de la main gauche, avec assez de force pour ne pas permettre de glissement ni de vacillation, et appliqué ensuite sur la partie destinée à l'exploration.

L'application doit se faire très-exactement : il faut que le plessimètre fasse corps avec la partie sur laquelle il est appuyé, et qu'il n'existe aucun vide entre elle et lui. Ce sont deux conditions essentielles, et sans lesquelles les résultats de la percussion seraient fallacieux. S'il existait quelque vide sous le plessimètre, la percussion donnerait un son analogue à celui d'une caverne de poumons.

Le plus souvent on applique le plessimètre immédiatement sur la surface de la peau. Cependant une légère couche de linge, comme la présence d'une chemise ou d'une camisole, n'aura pas une influence marquée sur le son obtenu. Il ne faut pourtant jamais appliquer l'instrument sur un tissu tricoté. Dans ce cas la percussion éprouverait les mêmes inconvéniens que nous avons signalés dans l'application inexacte du plessimètre.

On percute le plus souvent avec l'indicateur et le médius de la main droite réunis. Le pouce est arcbouté contre l'indicateur, et celui-ci pressé contre le médius. Les extrémités de ces deux derniers doigts ne doivent pas se dépasser ni présenter les ongles saillans.

L'indicateur et le médius, ainsi disposés, et tenus obliquement de manière à rencontrer le plessimètre par la pulpe qui avoisine le plus l'extrémité des doigts, mais non par les ongles, doivent frapper généralement avec légèreté. Le choc doit être sec ; et pour le produire tel, il faut retirer les doigts aussitôt que l'impulsion est donnée, comme pour céder à la réaction. Il doit être rapide pour produire des vibrations sonores.

Tout ce que nous venons de dire de la percussion plessimétrique s'applique à la percussion sur le doigt.

Dans l'usage du doigt pour plessimètre, on doit toujours frapper sur la même phalange et les doigts qui percutent doivent toujours garder le même angle avec le doigt percuté. Ce dernier précepte s'applique également au plessimètre.

C'est sur l'indicateur de la main gauche, sur sa deuxième phalange qu'on frappe le plus souvent.

Nous n'avons rien à ajouter à cet exposé des règles générales relatives à la manœuvre de la percussion, si ce n'est qu'elle doit toujours s'exécuter le plus uniformément possible, et principalement dans les explorations comparatives.

Pourtant la percussion sera exercée avec plus ou moins de force, selon l'épaisseur des parois des régions qu'on examine, selon l'embonpoint et les forces des sujets.

2. En percutant, selon ces règles, les différentes régions du corps, on obtiendra des sons assez variés, dont M. Piorry a formé l'échelle suivante :

SON.	SON.		
F.	Fémoral.	Ils correspondent à la percussion.	De la cuisse.
J.	Jecoral.		Du foie.
C.	Cardial.		Du cœur.
P.	Pulmonal.		Du poumon.
I.	Intestinal.		Des intestins.
S.	Stomacal.		De l'estomac.
O.	Ostéal.		Des os.
H.	Humorique.		D'organes remplis de liquides et d'air.
Hy.	Hydatique.		D'une tumeur hydatifère.
Pour compléter ce tableau nous devons y ajouter le bruit de pot fêlé, qu'il ne faut pas confondre avec le bruit humorique.			D'une caverne remplie d'air et offrant une issue étroite à sa sortie.

Les six premières nuances de son se rapportent à deux genres principaux. Elles se partagent entre le son *mat* et le son *clair*, et ces deux termes tranchés n'offrent non plus qu'une différence du plus au moins. Le plus de son est donné par les organes creux, le moins par les organes pleins.

Les quatre derniers degrés de l'échelle ont un caractère tout spécial et propre à les distinguer des six premiers, ils varient autant de timbre que de résonnance. Le premier est produit par la percussion d'organes très-durs et sonores par eux-mêmes, c'est le son des os.

Les trois suivans, quoiqu'ils aient leur siége dans les organes à l'état anormal, ne représentent pas proprement le son de ces organes, aussi les désigne-t-on sous le nom de bruits.

Le bruit humorique mieux nommé *hydro-pneumatique* existe quelquefois à l'état normal.

Si une région quelconque donne à la percussion le *son clair*, c'est un signe que ses organes contiennent de l'air, et la résonnance sera d'autant plus prononcée que la quantité du fluide élastique est plus considérable.

C'est ainsi que les poumons qui contiennent de l'air dans leurs vésicules, donneront le son clair (pulmonal). L'estomac dont la cavité bien plus vaste contient une grande quantité de gaz, donnera aussi le son clair (stomacal), mais plus éclatant et imitant assez bien celui du tambour, d'où lui est venu le nom de *tympanique*, ainsi qu'au son instestinal.

Tous les organes pleins ou à parois épaisses rendront à la percussion le *son mat*, et la matité sera proportionnée à l'épaisseur des organes et à leur consistance.

C'est ainsi que le cœur donnera un son mat, mais moins obscur que celui du foie, la cuisse donne un son encore plus sourd que celui des deux premiers organes.

Outre les caractères résultant de la différence des sons obtenus par la percussion, la résistance toute passive éprouvée par les doigts qui percutent est aussi distinctive. Par exemple, si l'on percute comparativement deux foies, dont l'un est normal et l'autre rempli de masses squirreuses, le son mat de ces deux organes sera accompagné d'une résistance plus grande dans le dernier.

On doit pressentir que la distinction pratique soit des sons, soit de la résistance obtenus par la percussion se tire moins d'un caractère absolu, que de la comparaison établie chez le même individu entre les signes fournis par les divers organes.

CHAPITRE II.

DE LA PERCUSSION DU THORAX.

ÉTAT NORMAL.

L'exploration du tronc se fait plutôt d'après sa division ostéologique, que d'après sa division splanchnologique. C'est donc au thorax ostéologique que nous faisons allusion dans ce chapitre.

L'espace compris dans le thorax ostéologique est divisé en deux parties par le diaphragme.

Dans le thorax susdiaphragmatique (thorax splanchnologique, ou cavité thoracique), nous aurons à considérer, sous le rapport de la percussion : les poumons, le cœur et les gros vaisseaux.

Dans la partie sousdiaphragmatique (épigastre et hypocondres), nous étudierons : le foie, la rate et l'estomac.

Mais avant d'entrer dans notre sujet, il

sera bon peut-être de rappeler quelques faits anatomiques.

Nous avons à noter d'abord la direction du diaphragme. Cette cloison musculo-membraneuse, étendue en voûte d'une paroi à l'autre du thorax, se dirige obliquement de bas en haut, depuis les troisième et deuxième fausses côtes en arrière, jusqu'aux septième et sixième vraies côtes en avant, et sépare complètement les deux grandes cavités du tronc.

Cette disposition est très-importante à retenir, afin de connaître médiatement celle des parties sus et sousjacentes.

La moitié droite de la cavité thoracique répond au poumon droit.

La moitié gauche correspond au poumon gauche et au cœur, surmonté par les gros vaisseaux situés le long de la ligne médiane du sternum.

Le poumon gauche moins large que le droit et refoulé en dehors par le cœur, ne recouvre que la partie externe de la moitié gauche du diaphragme en avant. L'autre partie répond au cœur, situé un peu à gauche de la ligne médiane du sternum, et contenu entre les cinquième et septième côtes.

Le bord antérieur du poumon, plus court que le postérieur, descend seulement jusqu'à la sixième vraie côte, depuis la dépression susclaviculaire qui correspond au sommet des poumons en avant, et limite antérieurement la partie supérieure du thorax.

Le bord postérieur des poumons, plus épais que l'antérieur, s'étendra, au contraire, depuis les fosses susépineuses correspondantes au sommet du poumon en arrière, jusqu'aux deuxième et troisième fausses côtes par une lame de plus en plus mince et voisine de la colonne vertébrale.

Dans la partie sousdiaphragmatique et du côté droit (hypocondre droit), la partie supérieure du foie est limitée par le passage du diaphragme indiqué plus haut. La face supérieure de cet organe convexe, comme la concavité du diaphragme et de la base du poumon droit, est comme enchassée dans cette dernière, si bien que la partie postérieure de la base du poumon, répond à peu de chose près au niveau de la face inférieure du foie. Le bord antérieur de cette dernière face répond à peu près au niveau du rebord des fausses côtes droites et limite inférieurement la moitié droite du thorax ostéologique.

Vers la ligne médiane du sternum, dans l'angle formé par le rapprochement des cartilages des fausses côtes de chaque côté (épigastre), on trouve les parties cardiaque et pylorique de l'estomac, dont le corps et le cul-de-sac dirigés à gauche, remplissent en grande partie la région sousdiaphragmatique de ce côté du thorax (hypocondre gauche).

La partie inférieure et tout-à-fait externe de ce côté gauche du thorax, appartiennent à la rate qui correspond aux deux ou trois dernières fausses côtes et se trouve tirée en arrière.

Ces deux derniers organes limitent ordinairement avec les fausses côtes gauches la moitié inférieure gauche du thorax.

En nous attachant, dans le chapitre précédent, à reconnaître la différence de sonoréité des organes de structure différente, nous avons résolu le problême suivant :

La structure d'un organe étant donnée, indiquer sa sonoréité.

En appliquant ces données générales aux organes thoraciques, dont l'anatomie nous a appris la structure, nous pressentons que, dans l'état normal, la partie de la paroi thoracique qui répond aux poumons (organes pénétrés par l'air), donnera le son clair. Les régions correspondantes au foie et à la rate, donneront un son plus ou moins mat, suivant la différence d'épaisseur et de consistance de ces organes (pleins), que la région précordiale donnera aussi le son mat, mais moins marqué et avec une moindre résistance aux doigts (parce que la substance solide du cœur renferme des liquides intérieurement), qu'enfin la région de l'estomac (organe rempli de gaz en grande quantité), rendra le son clair; mais un son clair éclatant nommé *tympanique* ou le son humorique (s'il contient des gaz mêlés de liquides), ou bien encore un son plus ou moins mat (dû à la présence des alimens).

La topographie des organes à l'état normal, comprenant la situation de chaque organe, ou ses rapports de localité et l'espace qu'il remplit, ou ses dimensions, constitue le deuxième problême général de la percussion.

Ce dernier problême est résolu en anatomie, et nous venons d'en rapporter le traits les plus importans.

Nous devrions donc déjà posséder au moins tous les élémens du diagnostic de l'état normal ou de l'état anormal des organes par la percussion. Mais où se terminent les idées purement théoriques, ne finissent pas l'étude et les difficultés de l'application. Aussi, nous ne pourrions trop le répéter, ce n'est que par la connaissance exacte de la topographie et de la sonoréité des organes dans l'état normal, qu'on pourra retirer des signes certains de la percussion, et cette connaissance ne peut s'acquérir que par la percussion répétée du thorax des sujets sains.

PERCUSSION DU THORAX EN AVANT.

Pendant l'exploration du thorax en avant, le malade peut être dans une position assise ou couchée. Les bras seront rapprochés du tronc et la tête fléchie sur ce dernier pour empêcher la contraction des muscles pectoraux et sternocléido-mastoïdiens qui pourrait donner lieu à une fausse matité, dans la région susclaviculaire.

Si le malade est couché, il doit être rapproché du bord du lit, du côté de l'explorateur. Commençons par l'exploration du côté droit. On procédera d'abord à l'examen de la partie du poumon droit qui dépasse en haut la clavicule.

Dans cet examen de la région susclaviculaire, le malade doit légèrement tourner la tête du côté opposé.

La dépression assez prononcée de cette région apportera une assez grande difficulté dans l'application exacte du plessimètre. Le plus souvent il sera mieux de le remplacer par le doigt indicateur en le plaçant selon la direction de la clavicule; la dernière phalange doit être tournée vers le cou, si l'on explore vers soi, et en dehors si l'on n'explore pas de son côté.

Dans ce dernier cas on peut également porter la troisième phalange en dedans en passant le bras derrière le cou du sujet qu'on explore.

Le son de cette région est clair (pulmonal) dans l'état sain.

Dans l'exploration de la partie sous-claviculaire de la poitrine, on pourra se servir du plessimètre ; cependant chez les sujets maigres le doigt conviendra encore mieux, sa largeur ne dépassant pas l'étendue des espaces intercostaux.

Le son de cette région est également clair (pulmonal), mais il s'obscurcit un peu dans la région mammaire. C'est pourquoi chez les personnes qui ont beaucoup d'embonpoint, ainsi que chez les femmes, la percussion doit être exécutée avec plus de force, à cause de l'épaisseur des parois dans cette partie de la poitrine.

Ainsi, dans l'état normal, toute l'étendue de la poitrine, depuis le sommet des poumons jusqu'à la sixième ou la septième côte, rend le son clair pulmonal.

A partir de la sixième côte ou un peu plus bas, on commence à sentir la diminution du son, dont la matité, d'abord peu marquée à raison d'une lame mince de poumon interposée entre le foie et les parois de la poitrine, ne devient bien évidente qu'autant que la percussion est exécutée avec plus de force.

Mais plus bas le son mat se manifeste à la percussion la plus douce et continue jusqu'au rebord des fausses côtes, au delà desquelles on trouve le son clair des intestins. La distance entre les points où cette matité commence, et ceux où elle finit, représente la hauteur du foie et de l'hypocondre droit. En répétant la percussion en sens vertical à des distances différentes et toujours en lignes parallèles, et en notant chaque point de transition en haut et en bas du foie, on aura une idée exacte des limites supérieures et inférieures de cet organe.

Tous les points qui appartiendront à ces limites supérieures correspondront aux points d'insertion du diaphragme aux parois de la poitrine, et ceux qui établiront ses limites inférieures coïncideront avec le rebord cartilagineux des fausses côtes, excepté en dedans, à partir de l'angle saillant de ce rebord, où le foie déborde un peu.

Après avoir exercé la percussion en sens vertical sur le côté droit de la poitrine, on percutera cette même partie transversalement.

L'exploration en sens transversal de la région sous-claviculaire, située entre la clavicule et la sixième ou la septième côte, y constatera de nouveau le son clair des poumons, mais elle ne trouvera pas ses limites latérales, parce qu'il se prolonge en dehors, au-dessous de l'aisselle, et en dedans, sur le médiastin antérieur, excepté cependant au niveau de la partie du médiastin, comprise entre les quatrième et sixième côtes, où l'on trouve de la matité vers le sternum.

La percussion transversale de la partie située inférieurement entre la sixième côte et le rebord des fausses côtes droites (hypocondre droit) donnera presque partout le son mat du foie, mais cette matité offrira différens degrés suivant la hauteur à laquelle on percutera ainsi que dans la percussion verticale.

En dehors la matité se prolonge également jusqu'à la face postérieure (prolongement du foie en arrière).

En dedans elle se termine en deçà de la ligne médiane; vers la partie supérieure la limite interne de la matité du foie se trouve environ à un pouce en deçà de cette ligne, et le son pulmonal succède à la matité jusqu'à la rencontre du cœur; vers la partie inférieure, elle dépasse un peu la partie interne du rebord cartilagineux des fausses côtes droites, comprises entre l'angle saillant qu'offrent ces dernières vers la neuvième côte, et l'angle rentrant où se remarque l'appendice xyphoïde et se trouve un peu plus rapproché de la ligne médiane qu'en haut.

Il suffit de réunir les points extrêmes pour avoir la limite interne de l'organe sécréteur de la bile.

Dans les cas rares où le cœur n'est séparé du foie que par le diaphragme, la matité du cœur moins prononcée ne permettra qu'à un observateur bien exercé de distinguer la transition d'un organe à l'autre. Plus bas le son tympanique de l'estomac qui succède à celui du foie, ne permet aucune méprise dans la détermination de la limite latérale de ce dernier organe.

En percutant le côté droit du thorax en sens traversal, il faudra prendre les mêmes précautions que dans son examen, en sens vertical, lorsqu'on sera arrivé vers le bord supérieur du foie. La percussion devra être exécutée avec plus de force pour faire ressortir en cette partie le son de cet organe de celui de la lame de poumon qui le recouvre. Plus bas le choc le plus léger donnera le son mat et de la résistance au doigt. Il n'en est pas de même à la partie tout-à-fait inférieure du foie, surtout en dedans, où il ne se continue que par une lame mince qui recouvre les intestins et la partie pylorique de l'estomac, et la percussion doit être très-légère pour constater sa présence. Une percussion forte communiquerait aux organes sous-jacens des vibrations dont le son tympanique masquerait le son mat de l'organe qui les recouvre.

Avant de passer du côté droit au côté gauche, percutons d'abord la partie sternale de la poitrine.

En appliquant le plessimètre sur la pièce supérieure du sternum et en percutant de haut en bas, on obtiendra, dans l'état normal, le son pulmonal (médiastin) jusqu'à un pouce et demi, deux pouces au-dessus de la réunion de l'appendice xyphoïde au sternum, où la présence de l'oreillette droite du cœur rendra un léger son mat sans résistance. Un peu plus bas cette matité disparaît et fait place au son tympanique de l'estomac.

Après avoir bien marqué les deux points de transition avec le nitrate d'argent, on procède à l'exploration de la moitié gauche de la poitrine pour laquelle on se comporte comme dans l'exploration de la moitié droite. La percussion des parties sus et sous-claviculaires gauche, depuis le sommet du poumon jusqu'à la quatrième vraie côte, donnera exactement les mêmes résultats que ceux des parties correspondantes du côté opposé. Cette similitude de sonoréité doit engager les praticiens à répéter comparativement l'examen tantôt à gauche, tantôt à droite, et dans tous les sens, pour diagnostiquer l'état des poumons l'un par l'autre.

En percutant transversalement cette partie supérieure de la poitrine de la moitié droite à la moitié gauche, on sera peut-être surpris que le son donné par la partie sternale qui sépare ces deux moitiés ne diffère pas sensiblement du son des parois qui répondent aux poumons. Mais la paroi sternale qui recouvre le médiastin n'y répond, en haut, à aucun organe qui puisse donner le son mat, d'ailleurs le sternum osseux faisant l'office d'un large plessimètre appliqué sur les poumons ainsi que sur le médiastin, communiquera nécessairement ses vibrations aux premiers.

Au-dessous de la quatrième côte la sonoréité des deux côtés ne se ressemble plus. En effet, ce ne sont plus comme en haut, les mêmes organes qui occupent chaque côté. Au foie est opposé l'estomac en bas, l'espace compris entre les quatrième et sixième côtes répond bien aux poumons en dehors, à gauche comme à droite, mais à droite il n'est aucun organe à son mat qui réponde au cœur.

Ainsi en tenant le plessimètre à un pouce environ à gauche de la ligne médiane du sternum, et en le promenant, de haut en bas, parallèlement à cette ligne, on trouvera un commencement de matité (son cardial) vers la quatrième côte. Cette matité plus marquée que celle du ventricule gauche se continue jusqu'à la sixième côte.

En réunissant les deux points déjà notés sur le sternum avec ces deux derniers, on aura les limites supérieure et inférieure du cœur; la ligne qui figure la limite supérieure de cet organe prolongée en dehors passerait par le mamelon ou un peu au-dessous de cette éminence; la ligne inférieure passerait par la dépression qui existe à la réunion de l'appendice xyphoïde au sternum.

Au delà, dans l'hypocondre gauche, elle fait place au son tympanique de l'estomac (stomacal). Ce dernier son est entendu ensuite jusqu'au rebord des fausses côtes où il est remplacé par une autre nuance du bruit tympanique.

En dehors du cœur le son pulmonal descend jusqu'aux sixième et septième côtes, et le son stomacal (corps et cul-de-sac de l'estomac) lui succède ensuite jusqu'au rebord cartilagineux des fausses côtes. Mais on rencontrera le son mat de la rate en dehors de l'estomac si celle-ci est extraordinairement développée.

L'exploration en sens transversal donnant toujours les mêmes résultats que l'exploration en sens vertical est seulement plus propre à déterminer le diamètre transversal. On l'appliquera donc à limiter latéralement le cœur, l'estomac et la rate, lorsque celle-ci sera développée à la face antérieure du thorax.

Nous explorerons la rate en arrière du thorax où elle se trouve placée dans l'état normal ; l'estomac est trop mobile et ses dimensions trop variables pour qu'on puisse lui assigner des limites précises.

Nous nous bornerons donc ici à trouver le diamètre transversal et les limites internes et externes du cœur. A cette fin, on peut promener transversalement le plessimètre dans la région sous-claviculaire en s'approchant de plus en plus de la partie supérieure du cœur.

A la rencontre de cette limite déjà notée et dont on sera d'ailleurs averti par la succession du son mat au son clair, on poursuivra attentivement la percussion transversale, en partant de deux ou trois pouces à droite du sternum et en avançant successivement vers la gauche.

Dans ce trajet des premières lignes transversales, encore supérieures au bord du foie, on observera ordinairement à droite le son clair du poumon, sur le bord droit ou sur la ligne médiane du sternum, un son légèrement mat dû à la présence de l'oreillette droite; cette matité n'est d'ailleurs accompagnée d'aucune résistance.

D'autres fois la matité se manifestera à un pouce à droite, ou bien encore, mais rarement, à un demi-pouce à gauche du sternum.

A partir de son origine interne, la matité se prolonge plus prononcée vers la gauche et fait bientôt place au bruit pulmonal.

Dans le trajet des lignes transversales correspondantes à la partie inférieure du cœur, on observera à droite le son mat du foie, auquel succède médiatement ou immédiatement le son mat de la partie droite du cœur, suivant que celle-ci est située sur la ligne médiane du sternum, ou à sa droite ou à sa gauche, et que le foie s'étend lui-même plus ou moins vers la gauche.

Si le son légèrement mat du ventricule droit ne succède que médiatement à la matité du foie, la partie du poumon ou le médiastin qui les sépare rend le son pulmonal. Si, au contraire, la matité du cœur succède immédiatement à la matité du foie, ces deux organes n'étant séparés que par le diaphragme, il sera assez difficile de distinguer directement le passage de l'un à l'autre.

Toutefois il suffit de connaître les points supérieurs de sa limite interne. On figurera approximativement les autres points en faisant passer une ligne verticale par ceux qui ont pu être déterminés par la percussion, ainsi qu'on le fait dans le même cas, pour représenter la limite interne du foie. De cette manière on n'aura plus à limiter que le côté externe du cœur. Cette recherche n'offrira aucune difficulté puisqu'au son légèrement mat du ventricule droit succède le son plus mat du ventricule gauche, puis le son pulmonal dans toute la hauteur du cœur.

La surface du cœur ainsi limitée par la matité du son, présentera depuis un pouce et demi jusqu'à deux pouces carrés.

On voit que cette étendue ne correspond pas exactement au volume de cet organe. On se rendra facilement compte de cette différence si l'on réfléchit que le poumon gauche couvre dans cette région la moitié du ventricule gauche. Cette partie du cœur donne le son clair à la percussion, et c'est la transition du son mat de la partie interne du ventricule, au son clair de la lame du poumon qui recouvre sa partie externe que nous avons pris pour limite latérale du centre circulatoire. Cependant en portant la percussion plus en dehors, on pourra observer une autre transition sensible entre le son obtenu dans cette dernière partie et celui des parois thoraciques qui ne répondent plus au cœur.

Mais cette dernière recherche n'est pas pratiquée, parce que l'étendue de la surface du cœur qui correspond immédiatement avec les parois de la poitrine est toujours en raison de son volume dont il ne peut augmenter qu'en repoussant les poumons en dehors.

PERCUSSION DU THORAX EN ARRIÈRE.

L'exploration du thorax n'offre pas moins d'intérêt en arrière qu'en avant. En effet c'est le bord le plus épais des poumons qui correspond aux gouttières vertébrales et qui par suite de ses plus grandes dimensions est exposé à des affections plus fréquentes.

La colonne vertébrale percutée dans tout son trajet qui correspond au thorax donnera, comme l'avait déjà remarqué l'auteur de la percussion directe, le son clair (pulmonal) résultant de son rapport avec les poumons jusqu'aux deuxième et troisième fausses côtes.

Après l'exploration de cette tige médiane, on percutera les parties immédiatement situées à droite et à gauche et formant, par leur réunion, une zone médiane étendue du sommet du thorax à sa base, entre deux verticales, passant par le bord vertébral des omoplates. Dans toute son étendue on doit trouver à droite comme à gauche le son clair (pulmonal) jusqu'aux deuxième et troisième fausses côtes qui répondent encore à une lame mince de poumon en dedans.

Mais quoique cette zone soit immédiatement appliquée sur les poumons dans presque toute la longueur du thorax, l'épaisseur de ceux-ci à différentes hauteurs et quelquefois la situation des organes sousjacens anormalement développés, tels que le cœur, l'estomac et le foie, quand il se prolonge jusqu'à la colonne vertébrale, ne seront pas sans influence sur les sons obtenus. Toutefois, il est facile d'assigner la nature ainsi que la place de ces modifications et de les rapporter à l'organe auquel elles appartiennent.

Les deux autres zones qui nous restent à examiner à la partie postérieure, offrent à peu près chacune le même diamètre transversal que la zone médiane. Elles sont limitées en dehors par une verticale qui passerait par le rebord postérieur du creux de l'aisselle, inférieurement par les parties externes de la base du thorax, supérieurement par les régions susépieuses répondant au sommet des poumons en arrière.

La région susépineuse correspondante à la fossé susépineuse de l'omoplate ne donnera un son remarquable qu'autant que l'abaissement de l'épaule permettra à la percussion de s'exercer sur les côtes, sans que l'épaisseur de l'omoplate absorbe le son.

On obtiendra alors dans l'état normal un son clair (pulmonal), mais moins prononcé que celui du devant de la poitrine, à cause de l'épaisseur des muscles de cette partie postérieure. Cependant, comme l'a déjà remarqué Corvisart dans la percussion directe, il suffit d'un peu d'habitude pour ne pas s'y méprendre. Car l'élasticité que l'on ressent sous les doigts en percutant, suffit pour détruire tous les soupçons d'un état morbide dont la présence serait présumée à cause de la moindre clarté du son.

Pour percuter la région sous-épineuse, l'épaule doit être écartée du tronc par la direction du bras en haut et en dehors, ou rapprochée des côtes par sa direction en bas et en dedans. Dans le premier cas, le plessimètre sera appliqué sur les côtes, et dans le deuxième, l'épaule sera si exactement appliquée contre celles-ci qu'elle leur transmettra sans difficulté ses vibrations.

Cette région, bornée en bas par les sixième ou septième côtes correspondantes à l'angle inférieur de l'omoplate, donne le son clair (pulmonal), un peu plus manifeste que celui de la région sus-épineuse. Plus bas la sonoréité ne se ressemble pas des deux côtés; à droite, la percussion rend le son mat du foie dans toute cette région, excepté à la partie interne, dont le son pulmonal en haut se perd insensiblement dans la matité du foie à la partie inférieure (poumon se terminant par une lame de plus en plus mince, un peu en dehors de la zone médiane). La percussion devra être exécutée avec force en haut et en dedans pour faire ressortir le son mat du foie, du son clair de la lame légère du poumon qui en recouvre les limites supérieures et internes.

A gauche on obtient un son pulmonal très-manifeste, qui, quoiqu'en dise Avenbrugger, se continue plus bas que du côté opposé; il ne cesse que tout-à-fait en bas où la présence de la rate rend un son mat moins prononcé que celui du foie dans l'étendue de trois à quatre pouces. Dans beaucoup de cas même la rate est très-petite et déviée en dedans par les intestins et l'estomac dilatés, de sorte que l'on trouve le son tympanique sur la région que la rate devait occuper.

Les points de passage du son pulmonal au

son mat de la rate et de celui-ci au son tympanique de l'estomac, nous donneront une idée exacte des limites supérieures et latérales de la rate. Si la rate est séparée du rein inférieurement par une anse intestinale, la transition rapide du son mat au son tympanique et de la résistance aux doigts à l'élasticité, nous feront connaître ses limites inférieures, mais lorsque la rate est contiguë à l'organe sécréteur de l'urine, on ne pourra avoir que des probabilités sur la terminaison de cet organe.

PERCUSSION DES FACES LATÉRALES DU THORAX.

Les régions axillaires, droites et gauches, bornées, en avant et en arrière, par les limites latérales des faces antérieures et postérieures, en haut, par l'aisselle, en bas, par les sixième et septième côtes, donnent à la percussion le son clair pulmonal.

Les régions inférieures, terminées à la base du thorax, donnent un son analogue à la région de la face antérieure à laquelle elles correspondent. Ainsi la région inférieure droite offrant en haut la transition du son clair (pulmonal) au son mat (jécoral) rend ce dernier son dans tout le reste de son étendue; au delà du thorax vient le son clair des intestins. A gauche, la percussion donne le son pulmonal en haut, et le son stomacal quand l'estomac est distendu; en bas, le son de ce dernier organe et quelquefois celui de la rate. Au delà du thorax le son des intestins se présente comme du côté opposé.

Tels sont les résultats qu'on peut constater par la percussion du thorax.

Mais il faut avoir soin de l'exécuter avec une grande uniformité et de proportionner la force de l'impulsion à l'épaisseur des parois.

L'observation des règles que nous avons prescrites pour la manœuvre de la percussion n'est pas ce qu'elle a de plus facile, mais elle s'acquiert promptement par l'exercice.

Nous avons déjà fait pressentir que les résultats obtenus sur divers sujets, présentant également l'état de santé, ne sont pas toujours identiques.

Cela tient à une différence des organes qui, pour être un peu irrégulière, n'en est pas moins normale.

Cette circonstance doit engager ceux qui

commencent à pratiquer la percussion, à examiner des sujets de conformation différente pour connaître le siége de chaque son et ses limites normales.

Quant aux distinctions tirées de la variété de sonoréité des organes, lorsque les différences ne sont pas tranchées, elles se perçoivent moins par la comparaison des sons obtenus avec un type fondamental primitivement gravé dans l'esprit, que par le changement que l'oreille saisit lorsqu'on passe d'un organe à l'autre.

ÉTAT ANORMAL.

Le son clair des poumons dépend de la présence de l'air dans les vésicules pulmonaires. Toutes les fois qu'il y aura un obstacle à l'entrée de l'air dans les vésicules, ou que l'air y sera accumulé en plus grande quantité que ne l'exige l'exercice de la fonction, il y aura un état morbide, manifeste à la percussion.

Plusieurs causes peuvent empêcher l'air d'entrer dans les vésicules, tels sont :

1°. Un épanchement de liquides entre les

deux plèvres, comprimant les parois des vésicules jusqu'à détruire leur cavité.

2°. Une pneumonie au second ou troisième degré (hépatisation rouge ou grise des poumons) où les cavités des vésicules sont oblitérées, tant par l'engorgement de leurs parois que par les concrétions de matières séro-sanguinolentes ou purulentes qu'elles contiennent.

3°. Les tubercules intra-vésiculaires et interlobulaires. Les premiers empêchent l'entrée de l'air en remplissant les cavités vésiculaires, les derniers, en comprimant les parois extérieures des vésicules entre lesquelles ils prennent naissance dans le tissu interlobulaire.

4°. La dilatation des bronches qui refoulent les parois des vésicules et les compriment;

5°. Enfin les différentes tumeurs développées dans la cavité thoracique, qui se bornent quelquefois à empêcher par leur épaisseur la communication des vibrations pariétales aux poumons, et qui peuvent, en outre, mettre obstacle à l'entrée de l'air dans les vésicules, en les comprimant de même que les tubercules interlobulaires.

Une autre fois l'obstacle se borne à diminuer la quantité d'air qui entre dans les vésicules, sans empêcher complètement son arrivée comme le font par exemple des matières secrétées par les parois des bronches, dans le catarrhe et par les parois des vésicules dans la pneumonie au premier degré où il n'y a qu'un simple engouement sans obstruction complète.

Dans tous ces états morbides, les parties correspondantes au siége des lésions énumérées donneront un son anormal qu'Avenbrugger a comparé à celui qui résulte de la percussion de la chair *si percussus thorax in loco aliàs sonoro, carnis percussæ sonum ediderit*.

La matité et la résistance seront variables suivant l'épaisseur de la couche de poumon, que l'air ne pourra pénétrer, et suivant la densité du corps étranger qui peut occuper la place de l'air dans les poumons.

Dans un épanchement la matité varie de siége, selon le déplacement du liquide et n'est accompagnée que d'une faible résistance.

Dans un catarrhe ou une pneumonie, au premier degré la matité immobile sera encore moins prononcée, et l'on n'éprouvera non plus qu'une faible résistance aux doigts tandisque, dans une pneumonie, au deuxième et au troisième degrés, la matité bien plus manifeste, sera réunie à une résistance tellement prononcée que quelquefois ainsi que l'a observé M. Piorry, on éprouvera même une sensation douloureuse, en frappant sur la plaque exactement appliquée sur le poumon hépatisé (1).

Si ce sont les tubercules qui empêchent l'air d'entrer dans les vésicules, la percussion des parois qui correspondent à leur siége, donnera un son mat plus ou moins prononcé selon le développement de ceux-ci; et la résistance aux doigts, proportionnelle aux masses tuberculeuses, sera considérable, et fera éprouver, dans quelques cas, une sensation de dureté analogue à celle des os.

Quant aux différentes tumeurs qui se forment dans le thorax, elles donneront toujours le son mat, et une résistance aux doigts plus ou moins prononcée selon leur nature.

Corvisart a observé, que la plèvre costale

(1) Procédé opératoire à suivre dans l'exploration des organes par la percussion médiate, page 93.

devient assez épaisse vers le quatrième jour de son inflammation pour donner lieu à la matité du son.

Actuellement nous avons sous les yeux un malade chez qui, dès le troisième jour après l'invasion d'un point pleurétique, nous avons constaté cette matité dans une grande étendue de la face latérale gauche de la poitrine, avec des signes incontestables d'une fausse membrane et sans trace d'épanchement pleurétique.

Dans tous les cas que nous venons de passer en revue, l'état anormal présentait un défaut ou une diminution d'air dans les voies aériennes, et se distinguait par la matité du son et par une résistance plus ou moins grande aux doigts. Dans les cas suivans, au contraire, l'état morbide résultant de la présence d'une quantité d'air trop considérable dans les voies aériennes, se manifestera par un son plus clair que dans l'état normal.

Ce dernier phénomène s'observera, 1° dans la dilatation des vésicules par l'air (emphysème vésiculaire); 2° dans quelques cas de dilatation des bronches; 3° dans les pneumothorax et les hydro-pneumothorax avec une petite quantité de liquides et beaucoup de gaz.

Dans ces deux derniers cas, le son tympanique est dû aux gaz renfermés dans la cavité plévrale tantôt à la suite d'une exhalation gazeuse des plèvres, tantôt à la suite de la rupture d'une caverne dans cette cavité.

Enfin, lorsqu'une vaste caverne non encore rompue, sera remplie d'une quantité d'air considérable, la percussion rendra également un son très-retentissant; mais dans ce cas l'imperforation de la caverne du côté de la plèvre, forçant l'air à s'échapper par les tuyaux bronchiques à chaque impulsion des parois, modifiera tellement le timbre de ce son qu'il ressemblera parfaitement au son d'un *pot fêlé*.

On se fera également une idée exacte de ce bruit en rapprochant comme font souvent les enfans, les deux paumes des mains, de manière à former une cavité imparfaitement close et en choquant les mains ainsi réunies contre les genoux. L'air comprimé s'échappant par une légère fissure analogue au calibre de la bronche produira le même bruit.

Ce n'est donc pas à la présence des liquides que nous devons le rapporter comme ont fait les auteurs qui l'ont nommé bruit *humorique* ou *hydropneumatique.*

Sa ressemblance avec le son d'un métal percuté, l'a fait désigner aussi sous le nom de *tintement métallique.* Mais toutes ces expressions consacrant une idée fausse ou équivoque, nous adopterons exclusivement la dénomination de bruit de pot fêlé reçue généralement aujourd'hui.

Pour obtenir le bruit de pot fêlé, bien manifeste, il faut faire entr'ouvrir la bouche aux malades pour mieux donner issue à l'air. Si la bouche et les narines étaient exactement fermées, ce phénomène disparaîtrait immédiatement.

Pour terminer tout ce que nous avions à dire sur le diagnostic de l'état des poumons par la percussion, nous devons ajouter que l'examen de cet organe double doit être fait comparativement des deux côtés de la poitrine.

La sonoréité d'un même poumon pendant l'inspiration et la rétention de l'air et pendant l'expiration, doit également faire l'objet d'une comparaison attentive. Ainsi, si l'on trouve du son obscur dans une région qui corresponde au poumon, avant de conclure de l'état morbide, il faut, d'après le conseil d'Avenbrugger, ordonner au malade d'inspirer et de retenir l'air, puis de l'expirer et percuter la poitrine dans chacun de ces tems différens. Si le poumon est induré, l'air ne pourra pas entrer en quantité plus considérable dans les vésicules, pendant l'inspiration et le son sera le même avant et après l'expulsion de l'air, similitude qu'on ne rencontre pas dans des poumons sains.

Nous avons dit que, dans l'état normal, l'estomac rend le son tympanique dans la partie inférieure de la moitié gauche du thorax comprise, entre les septième et dixième côtes. Mais il peut arriver que ce viscère, distendu par une quantité de gaz considérable refoule en haut le diaphragme et les parties susjacentes, au point d'offrir le son tympanique jusqu'à la cinquième côte.

Les affections du cœur ont aussi une influence marquée sur le degré de sa matité et de sa résistance, et sur l'étendue dans laquelle se présentent ces deux caractères. C'est ainsi qu'une congestion sanguine du cœur, la présence de caillots considérables dans ses cavités, une hypertrophie principalement avec dilatation, un épanchement du péricarde, etc., s'indiqueront par une matité, et une résistance plus grande, et le cœur refoulant les poumons par l'augmentation de son volume donnera lieu à la manifestation de ces signes dans une étendue plus considérable.

Le foie ainsi que la rate peuvent également donner le son mat au delà des limites de l'état normal.

Tantôt c'est le bord supérieur du foie qui, par hypertrophie ou congestion de cet organe, s'élève au delà de ses bornes habituelles, tantôt c'est son lobe gauche, qui se prolonge jusqu'au cul-de-sac de l'estomac, quelquefois même jusqu'à la rate, et la matité s'étend avec cet organe. Si la substance du foie est parsemée de masses squirrheuses, elle opposera aux doigts une résistance très-prononcée. La présence des hydatides offrira à la percussion un frémissement particulier, analogue à celui que produirait une montre à répétition placée par son boitier, sur la paume de la main gauche et percutée sur le verre avec les doigts de l'autre main. Les vibrations de la montre sont dues aux oscillations du timbre de la sonnerie; dans un sac hydatifère, le frémissement dépend des oscillations des hydatides. M. Briançon, dans une thèse soutenue à ce sujet à la Faculté de Médecine, soutient que ce frémissement est en raison directe de la quantité des acéphalocystes et inverse du liquide dont la présence est cependant absolument nécessaire pour sa production (1).

La rate, quoique moins sujette que le foie aux affections morbides, n'en est pourtant pas exempte. Une de ses lésions principales, est l'hypertrophie dont on déterminera les bornes par l'étendue de la matité correspondante à la rate.

---

(1) Thèse, n° 126, 1828.

CHAPITRE III.

DE LA PERCUSSION DE L'ABDOMEN.

ÉTAT NORMAL.

Nous comprendrons dans la percussion de l'abdomen, tous les organes situés entre la ceinture, partie osseuse, partie cartilagineuse de la base du thorax ostéologique, et la circonférence supérieure du bassin.

La paroi abdominale antérieure, plus étendue que la paroi postérieure, est très-allongée sur la ligne médiane, où elle correspond en haut à l'échancrure de la base du thorax, et en bas au sommet de l'angle largement ouvert que forment les plis des deux aînes à leur rencontre au niveau du pubis.

Pendant l'exploration des organes abdominaux, le malade doit être couché sur le dos, et les muscles de l'abdomen relâchés. On répondra à cette dernière indication en faisant fléchir les jambes sur les cuisses et les cuisses sur le bassin.

On emploie presque exclusivement le plessimètre en ivoire dans la percussion des organes abdominaux. Le doigt n'est ni assez large, ni assez solidement fixé sur les parois mobiles du ventre, pour les déprimer convenablement.

En percutant transversalement la partie antérieure de la base du thorax, nous avons trouvé à droite le son mat du foie, à gauche le son tympanique du corps et du cul-de-sac de l'estomac. Si nous percutons l'abdomen dans le même sens, à partir des limites du thorax ostéologique, nous trouvons dans l'échancrure de la base du thorax, le son tympanique (stomacal), des régions cardiaque et pylorique de l'estomac un peu moins clair que celui de la partie externe de cet organe.

Plus bas le colon transverse, étendu à droite et à gauche immédiatement au-dessous du foie et de l'estomac, donne le son intestinal également tympanique, mais un peu moins clair que le premier. Toute la partie située au-dessous (régions sus-ombilicale, ombilicale et sous-ombilicale), rend le son tympanique (intestinal) plus ou moins prononcé.

La percussion du ventre en sens vertical, nous offre des résultats non moins saillans;

commençons à l'exécuter à droite, en partant de la première courbure du colon, déjà notée en dehors au-dessous du foie, on descendra le long de la partie ascendante de cet intestin jusqu'au cœcum. Dans tout ce trajet le son sera plus ou moins clair ; mais le cœcum presque exclusivement rempli de gaz, rendra un son tympanique très-prononcé, pour ainsi dire stomacal, circonstance que nous saurons plus tard mettre à profit. Ensuite on portera successivement la percussion en dedans jusqu'à la ligne blanche. Dans toute cette étendue, on doit trouver un son tympanique intestinal, provenant des intestins et en particulier des intestins grêles remplis de gaz.

La ligne médiane du ventre (ligne blanche) répondant dans l'échancrure du thorax à la région pylorique de l'estomac, rendra également le son tympanique, dans tout son trajet jusqu'au pubis. On retrouvera également le son tympanique, intestinal dans toute la moitié gauche du ventre.

ÉTAT ANORMAL.

Le son anormal rendu par les parois abdominales, dans l'état morbide, diffère du son normal, tantôt par sa plus grande clarté;

soit dans un seul organe comme dans la dilatation de l'estomac, soit dans toute l'étendue du ventre, dans les cas de météorisme, tantôt au contraire par sa matité. La matité est également plus ou moins grande et accompagnée d'une résistance proportionnelle. Difficile à circonscrire dans les intestins, elle est plus fixe et plus bornée, lorsqu'elle répond à l'hypertrophie du foie, de la rate, etc., ou aux différentes tumeurs de l'abdomen.

Dans l'état sain, la percussion ne donne aucun indice de la présence de la vessie, de la matrice et des ovaires, et si l'on trouvait de la matité dans une région correspondante au siége de ces organes, celle-ci deviendrait par là même un signe morbide.

La percussion de la partie postérieure du tronc correspondante à l'abdomen, offre très-peu d'intérêt. Il est très-difficile de bien limiter les reins dans l'état normal, à travers la couche épaisse des muscles de cette région, et leurs altérations morbides, ne portant pas le plus souvent sur leur volume, ne se traduisent pas à la percussion.

Une précaution importante à prendre dans l'exploration du ventre, c'est d'appliquer le plessimètre, tantôt superficiellement sur ses parois, tantôt profondément par la dépression de celles-ci, afin d'examiner successivement les organes superficiels et profonds.

Si une tumeur existe dans un des flancs, un aide placé vers le flanc opposé, tirera à lui les intestins, afin d'éviter la confusion du son de la tumeur avec le son intestinal.

D'ailleurs l'explorateur une fois bien pénétré de cet exposé général, saura bien éviter ces difficultés qu'on rencontre en se mettant à l'œuvre, et pourra s'exercer avec fruit à la percussion des organes thoraciques et abdominaux. La plupart des signes qu'il obtiendra ne seront pas équivoques. Mais nous devons le répéter en finissant, cette appréciation des qualités sensibles des organes, ne saurait être trop scrupuleuse ni leur mesure trop exacte.

DEUXIÈME SECTION.

AUSCULTATION.

CHAPITRE PREMIER.

DE L'AUSCULTATION EN GÉNÉRAL.

L'auscultation a pour but de découvrir, au moyen de l'oreille, les bruits fonctionnels des divers organes et principalement de ceux de la respiration et de la circulation.

Hippocrate appliquait déjà l'oreille sur les parois de la poitrine, dans quelques affections, comme on peut s'en convaincre par le passage suivant :

« Vous connaîtrez par là que la poitrine contient de l'eau et non du pus ; et si, en appliquant l'oreille pendant un certain tems sur les côtés vous entendez un bruit semblable au frémissement du vinaigre bouillant. » (*De morbis*, II. § 59).

Quoique dans ce passage le père de la médecine, en annonçant qu'un bruit analogue à l'ébullition du vinaigre, dénote la présence d'un épanchement purulent dans la cavité des plèvres, ait avancé un erreur, il n'en est pas moins vrai qu'il avait constaté dans la cavité thoracique un bruit particulier, qui était, sans doute, le *râle crépitant* ou *sous-crépitant*.

Ce qui doit nous étonner, c'est que cet observateur célèbre n'ait pas fait des recherches ultérieures à ce sujet. Et il est encore plus remarquable qu'aucun de ses successeurs n'ait su profiter de cette observation, et trouver la série des phénomènes dont elle ouvrait la voie.

L'auscultation ne date que de 1816. Avant cette époque, on ne connaissait que *l'inspection*, la *succussion*, la *mensuration* et la *percussion immédiate*. Ce n'est qu'après que Laënnec eut vu à la clinique de Corvisart, Bayle, son condisciple, appliquer l'oreille sur la région du cœur pour examiner cet organe, qu'il conçut l'idée de l'auscultation et l'appliqua aux poumons et aux organes circulatoires.

Le premier instrument dont il se servit pour procéder à ses recherches fut un cornet en carton. Plus tard, après avoir fait plusieurs essais, il trouva que le bois était la matière la plus avantageuse, et fit tourner un cylindre de seize lignes de diamètre, long d'un pied, percé selon sa longueur d'un canal de trois lignes de diamètre, mais évasé à ses deux extrémités. Cet instrument nommé stéthoscope (du grec στῆθος poitrine et σκοπέω j'examine) était formé de deux pièces égales se vissant l'une à l'autre. L'évasement de la partie inférieure du canal, fut exactement rempli par un cône de même matière à base inférieure et percé d'un canal du même calibre que la partie moyenne de l'instrument. Cette partie fut nommée l'*embout* ou l'*obturateur*.

C'est pour conduire jusqu'à l'oreille les sons développés dans les organes que le *sthétoscope* fut employé. Lorsqu'il s'agissait d'explorer la respiration, Laënnec conseillait d'ôter l'obturateur, tandis qu'il pensait utile de le maintenir dans l'exploration du cœur.

Plus tard, on a fait subir plusieurs modifications à cet instrument, dont la plus utile a été la réduction de son volume (1).

---

(1) Le meilleur stéthoscope est celui qui remplit le mieux les conditions d'un bon cornet acoustique dans le plus petit volume.

Il doit conduire à l'oreille les sons produits à distance, plutôt augmentés que diminués, et, par conséquent, présenter intérieurement une disposition conique ou tubaire, avec évasement de la base.

Plus les dimensions de la base ou de l'orifice inférieur sont considérables, par rapport à l'orifice supérieur, plus le bruit transmis à l'oreille sera fort, puisque les vibrations concentrées vers l'orifice supé-

Aujourd'hui celui de M. Piorry, auquel ce praticien a réuni avec beaucoup d'avantage le plessimètre, nous paraît pour cela le

---

rieur, sont la réunion des vibrations sonores, imprimées à toutes les parties de la base du cône d'air.

L'ambout ou l'obturateur que Laënnec conseille d'ajouter au stéthoscope, dans l'exploration du cœur, a pour effet immédiat d'égaliser le diamètre du tube dans toute son étendue, et pour effet médiat de diminuer le bruit.

Si donc l'effacement de l'évasement de la base par l'addition de cette partie, pouvait avoir quelque résultat avantageux, ce résultat ne serait pas l'augmentation du bruit vers l'orifice supérieur, mais sa localisation plus exacte ou la détermination de la partie spéciale du cœur, dans laquelle il s'est formé, et qui se trouve seule en rapport avec l'orifice rétréci de la base du stéthoscope.

A moins qu'on ne prétende que les solides conduisent mieux les sons que l'air, erreur à laquelle a pu donner lieu une observation mal interprétée.

Si un bruit produit à l'extrémité d'une poutre se propage plus loin, suivant son diamètre longitudinal qu'il ne s'étend suivant la même direction dans les couches d'air atmosphériques, c'est que l'air atmosphérique n'est pas limité, comme une poutre latéralement et que les vibrations excitées dans un point de ce milieu se propagent dans toutes les directions cardinales à des distances égales, et cette propagation phérique diminue d'autant le retentissement du son dans une direction déterminée, que le nombre et plus avantageux; il ne diffère presque pas du stéthoscope de M. Louis; ces deux instrumens se composant d'un cylindre de sept à huit pouces, percé dans sa longueur d'un tube plus ou moins rapidement évasé à sa base, et se terminant par un disque en ivoire contre lequel l'oreille est appliquée.

Tous ces instrumens conservent, d'après le premier type donné par Laënnec, l'embout ou l'obturateur. L'utilité de cette pièce solide, dont l'addition paraissait à l'auteur de l'auscultation, rendre l'instrument plus propre à l'examen du cœur, est loin de nous être démontrée.

Nous nous servons du stéthoscope de M. Piorry, dont nous avons fait remplacer l'embout par un crayon de nitrate d'argent.

M. Montdezert a modifié le stéthoscope ordinaire, de manière à l'approprier à l'exploration de la face postérieure du tronc

---

l'étendue des autres rayons sonores sont plus considérables.

Mais si l'air est limité latéralement comme une poutre de bois, ce qui existe lorsqu'il est séparé de l'air ambiant par les parois d'un tuyau, le plus faible son produit à l'extrémité de ce tuyau, s'entend à des distances excessivement grandes, pourvu que ce dernier soit prolongé suffisamment.

d'un malade couché sur le dos, en lui donnant un tube flexible fait en baudruche, contenant un fil de fer roulé en spirale.

Dès que l'auscultation parut sur le théâtre de la médecine, tous les médecins de la capitale reconnurent son importance et la mirent généralement en usage. Il n'en fut pas de même de l'emploi du stéthoscope.

En lisant l'ouvrage de Laënnec, on serait tenté de croire qu'il attachait plus d'importance à l'instrument qu'à sa découverte, qui est devenue d'une utilité inappréciable. D'autres médecins essayèrent de suppléer au stéthoscope par l'oreille nue et parvinrent au même résultat. Ceux-ci contestèrent l'utilité du stéthoscope, et les uns et les autres ont encore aujourd'hui leurs partisans exclusifs.

Comme il est toujours plus commode de se servir des instrumens que la nature nous a donnés, on pourra ausculter avec l'oreille seule, toutes les fois que des causes étrangères à la propagation du son ne s'y opposeront pas.

Lorsqu'il s'agira d'explorer la respiration dans une surface étendue et plane, comme, par exemple, sur les faces antérieures et postérieures de la poitrine, l'auscultation immédiate sera même plus avantageuse, parce que toute la moitié de la face qui correspond à l'oreille appliquée propagera le son, au moyen des os de la mâchoire supérieure, de la pommette et des os du crâne.

Mais lorsqu'il s'agit d'ausculter les parties sus-claviculaires et sous-axillaires des poumons, ou de bien déterminer le caractère des bruits artériels et du centre circulatoire lesquels se passent dans une petite étendue et sont mêlés aux bruits de la respiration, dans tous ces cas, si nous ajoutons encore l'humidité ou la malpropreté de la peau, le stéthoscope sera employé avec beaucoup plus d'avantage. Peut être aussi que la congestion cérébrale, plus facile dans une position déclive, que dans une position élevée, opprime assez l'ouïe, comme le pensait Laënnec, pour le rendre moins sensible, et pour que nous y trouvions un motif de plus de préférer l'emploi du stéthoscope, au moins chez les personnes sanguines.

Soit qu'il se serve du stéthoscope ou de l'oreille seule, l'explorateur doit se placer du côté de la partie qu'il veut examiner, et éviter toute espèce de bruit étranger capable de distraire ses sens.

On peut ausculter en appliquant l'oreille ou le stéthoscope, soit immédiatement sur la peau, soit sur une légère couche de linge. L'application doit être très-exacte et cependant faite avec légèreté. L'instrument sera maintenu en position, au moyen de l'indicateur et du pouce de la main correspondante à l'oreille qui explore. Celle-ci doit être appliquée directement sur le tube du stéthoscope.

Nous ajouterons qu'ordinairement l'auscultation doit être précédée de la percussion. Celle-ci indique d'abord si l'état des organes est normal ou morbide, tandis que l'auscultation qui doit la suivre analyse l'état anormal et détermine sa nature.

Les recherches d'auscultation, comme celles de percussion, doivent se faire comparativement de deux côtés et sur plusieurs points de la poitrine. Si l'on découvre un état morbide dans un point de la poitrine en avant, il sera convenable de l'examiner en arrière, dans le point diamétralement opposé, afin de mesurer l'épaisseur du mal.

Mais avant de procéder à l'examen des organes morbides, il faut, comme dans la percussion, s'attacher préalablement à bien reconnaître l'état sain. On y parviendra par des expériences variées sur des individus d'une constitution différente.

CHAPITRE II.

DE LA STRUCTURE DES POUMONS.

Avant de parler des divers phénomènes, que présentent les organes respiratoires, tant à l'état normal qu'à l'état anormal, nous croyons en préparer et aplanir l'intelligence en rapportant les différentes recherches auxquelles se sont livrés plusieurs auteurs et surtout Reisseisen, au sujet de la structure interne des poumons.

Malpighi présumait déjà que le parenchyme pulmonaire n'était formé que des dernières ramifications des bronches. « *Unde fortasse tunica illa interna tracheæ in sinus et vesiculas teminata consimilem inchoatis vulgo spongiis vesicularum molem efficit.* »

Mais Helvétius fit rejeter l'opinion de son prédécesseur, en soutenant que les vésicules de Malpighi, n'étaient autre chose que du tissu cellulaire à cellules communiquantes de tous les côtés et attachées aux extrémités des bronches. D'après cette théorie il concevait l'inspiration par le passage de l'air d'une cellule à l'autre, d'un lobule à celui qui l'avoisine, et ainsi à tout le poumon.

Tel était à peu près l'avis de Haller.

Nous allons rapporter les expériences concluantes, par lesquelles Reisseisen a rétabli et développé l'opinion de Malpighi, aujourd'hui généralement adoptée, et que M. J. Cloquet a reproduite succinctement dans son excellent traité d'anatomie.

Première expérience. — Après avoir incisé selon leur longueur la trachée, les bronches et leur division, il observa que la tunique muqueuse, à partir de la trachée, où elle n'est déjà que la continuation de celle de la bouche et du larynx, se continue jusqu'à la surface des poumons, en formant dans ce trajet, un canal d'abord simple, divisé ensuite en canalicules, de plus en plus courts et nombreux, canalicules terminés en cul-de-sac et communiquant entre eux, par leur orifice, à l'origine de leur ramification, mais sans communication aucune avec le reste du poumon.

Cette terminaison en cul-de-sac, des dernières ramifications des bronches, constitue les vésicules pulmonaires, lesquelles rassemblées en certain nombre et juxtà-posées, forment des lobules, dont chacun est séparé de celui qui l'avoisine par une couche mince de tissu cellulaire parcourue par des vaisseaux et des nerfs.

Deuxième expérience. — Le même observateur ayant séparé un tuyau bronchique correspondant à un des lobes du poumon, insuffla de l'air par la trachée, jusqu'à remplir le poumon entier, il fit ensuite la ligature de cette bronche et cessa l'insufflation.

Alors tout le poumon revint sur lui-même, excepté le lobule qui recevait ses canaux aérifères du tuyau bronchique, dont la ligature s'opposait au passage de l'air, exception qui n'eût pas eu lieu, si les poumons étaient formés de cellules communiquant toutes ensemble.

Troisième expérience. — Reisseisen isola d'abord un lobule pulmonaire, et en sépara avec soin le tissu cellulaire ambiant. Ce lobule insufflé, puis lié à sa partie supérieure et abandonné à lui-même en cet état, resta distendu par l'air.

Il répéta l'expérience sous l'eau et n'aperçut aucune bulle d'air traverser le liquide.

Le tissu cellulaire interlobulaire se comporte d'une manière tout-à-fait différente.

L'air insufflé dans le tissu interlobulaire, par une légère incision pratiquée sur la plèvre pulmonaire, se répandit de proche en proche, et forma des bulles plus ou moins grandes, tout-à-fait analogues à celle de l'emphysème, lesquelles disparurent avec difficulté, dès que l'insufflation eut cessé.

Objectera-t-on avec Haller, à ces deux dernières expériences, que chaque lobule n'est formé que d'un amas de cellules; mais que le tissu cellulaire de chaque lobule est enveloppé à la circonférence, par des membranes imperméables, qui empêchent l'air de passer d'un lobule à l'autre.

Les dissections de Reisseisen démontrent que ces enveloppes membraneuses ne sont qu'imaginaires, et que les lobules pulmonaires ne sont séparés les uns des autres, que par du tissu cellulaire ambiant; d'un autre côté il est encore mieux prouvée, par les expériences suivantes, que le tissu lobulaire n'est formé que par les ramifications vasculaires des bronches terminées en vésicules.

Quatrième expérience. — Reisseisen ayant versé du mercure dans le canal aérifère principal d'un autre lobule pulmonaire, isolé comme les précédens, refoula le métal jusqu'à la surface des poumons, avec le manche d'un scalpel. Alors, muni d'une simple lentille, il put observer des colonnes de mercure traversant des tubes de plus en plus courts et nombreux, à mesure qu'elles s'éloignaient davantage des divisions supérieures, jusqu'à la plèvre où le mercure se terminait en globules.

Si l'on comprime entre deux lames de verre, un lobule ainsi injecté, le mercure refoulé avec plus de force, dans les dernières ramifications, présentera encore mieux la forme des derniers canaux aérifères dont les ramuscules extrêmes ressemblent à des nodosités, et les vésicules pulmonaires à des tubercules de chou-fleurs.

Pour mettre à l'abri de toute contestation le résultat de l'expérience précédente et pour que des antagonistes de mauvaise foi, n'attribuent pas la direction linéaire du mercure à de fausses routes frayées par sa pesanteur, Reisseisen varia l'expérience de la manière suivante.

Cinquième expérience. — Il fit plonger dans l'eau froide, un poumon de veau récent. Quelques jours après, ce poumon revenu en grande partie sur lui-même par le dégagement de l'air dont il ne restait plus que quelques bulles dans les vésicules, fut jeté dans l'eau chaude. Le calorique dilatant cette petite quantité d'air qu'avaient conservé quelques vésicules, il put observer facilement celles-ci, distendues au milieu d'une masse compacte formée par le rapprochement des autres vésicules pulmonaires comprimées.

En observant de plus près les lobules ainsi distendus, et en refoulant l'air vers la plèvre, il aperçut la même structure que dans l'expérience précédente.

Telle n'est pas tout-à-fait l'opinion de M. Cruveilhier, qui prétend qu'un lobule est une agglomération de cellules et de vésicules, lesquelles communiquent toutes les unes avec les autres et correspondraient à une seule division bronchique comme à un pédicule commun. Au reste cette divergence ne contrarie en rien l'explication que nous donnerons des phénomènes respiratoires.

« Dès que les bronches entrent dans les poumons, les cerceaux cartilagineux perdent leur forme et ne deviennent que des lames irrégulières qui, d'après l'opinion du professeur que nous venons de citer, constituent des segmens formant, par leur réunion, un anneau complet ; en sorte qu'il n'existe plus de portion membraneuse, proprement dite, et que les divisions bronchiques sont parfaitement cylindriques.

» Les segmens des divisions bronchiques sont parfaitement oblongs, curvilignes, et terminés par des angles très-allongés, disposés de manière à ce qu'ils puissent chevaucher les uns sur les autres et être réciproquement reçus dans leurs intervalles. Ils sont d'ailleurs unis entre eux par un tissu fibreux.

» Cette disposition en segmens curvilignes et anguleux, existe jusqu'à la dernière bifurcation des bronches; mais le volume de ces segmens va en diminuant, de telle sorte qu'ils ne forment bientôt que des lignes étroites, et enfin, des tubercules cartilagineux.

» La portion fibreuse et membraneuse du cylindre, l'emporte de plus en plus sur la portion cartilagineuse, qui cesse au niveau de la dernière bifurcation des divisions bronchiques, par un tubercule qui occupe l'angle de cette bifurcation. La dernière ramification bronchique est réduite à sa *partie membraneuse.* » — (Anat. descrip., tome II, page 643.)

Selon Reisseisen, à chaque point de division d'une bronche, on voit des cerceaux formant des anneaux plus ou moins complets pour tenir l'ouverture béante.

Les bronches ont les deux ordres de fibres musculaires qu'on remarque dans la trachée, les fibres longitudinales et les fibres circulaires. Reisseisen pense que ces fibres se prolongent jusqu'aux dernières ramifications des bronches et jusqu'aux vésicules pulmonaires.

Les expériences de Varnier paraissent confirmer son opinion, en effet ce dernier a excité la contractilité dans les dernières ramuscules bronchiques; non-seulement en y injectant des liquides et en insufflant des vapeurs irritantes, mais encore en irritant mécaniquement leur surface externe.

M. Cruveilhier n'adopte pas de fibres dans les vésicules. Enfin les poumons contiennent des ramifications de l'artère et des veines pulmonaires, de l'artère et des veines bronchiques, des vaisseaux lympathiques superficiels et profonds, et des nerfs.

CHAPITRE III.

AUSCULTATION DE LA RESPIRATION ET DE LA VOIX DANS L'ÉTAT NORMAL.

Si l'on ausculte une partie de la poitrine correspondante aux poumons, on entend à chaque mouvement d'inspiration et d'expiration, un murmure prolongé correspondant à l'expansion et à la rétraction graduées des vésicules pulmonaires, et au frottement de l'air contre leurs parois.

Il est difficile de bien décrire ce murmure ou de le comparer exactement à quelque bruit connu, mais il suffit d'ausculter une fois pour le distinguer et se le graver dans la mémoire.

En indiquant les circonstances de sa production, nous avons expliqué le mécanisme par lequel il se forme. Le froissement de l'air contre les parois des bronches et des vésicules, nous paraît, ainsi qu'à Laënnce, une cause simple de sa formation.

Dans ce dernier tems, un jeune médecin, M. Beau, a émis une opinion tout-à-fait différente. Selon lui le bruit de la respiration normale est produit *par le retentissement dans toute la colonne d'air inspiré et expiré du bruit résultant du refoulement de cette colonne d'air contre le voile du palais ou les parties voisines* (1).

Une opinion aussi paradoxale exigeait, pour se soutenir, des expériences concluantes et une induction serrée; cependant toutes les expériences de M. Beau, fussent-elles exactes, sont bien loin de parler en faveur de son opinion.

S'il a entendu le souffle bronchique moins prononcé dans le cas où le malade, atteint d'un épanchement pleurétique, respirait sans faire aucun bruit dans l'arrière-gorge, cette coïncidence de l'effet du passage de l'air dans l'arrière-gorge et dans les bronches, s'accorde très-bien avec l'opinion générale.

Dans le cas cité par l'auteur de cette théorie, la respiration n'était que superficielle, et l'air entrait en trop petite quantité dans les bronches pour que le souffle bronchique fût encore prononcé.

Quand le bruit guttural est suspendu, dit l'auteur de ce mémoire, *les bruits trachéal et vésiculaire n'existent plus, la respiration bien que silencieuse se fait comme à l'ordinaire, et si l'on ne sentait sous l'oreille les parois*

(1) *Archives générales de Médecine*, IIe série, tome 5e.

thoraciques s'abaisser et s'élever alternativement, on pourrait croire que l'individu ne respire plus.

Ce serait encore là une coïncidence du bruit guttural, avec les bruits trachéal et vésiculaire. Nous opposerons à cette allégation de M. Beau, que s'il n'a eu d'autres signes de la respiration que ceux donnés par l'élévation et l'abaissement du thorax, il est bien probable que la respiration n'avait pas lieu, et que si elle avait lieu sans bruit, c'est que l'air n'arrivait pas en assez grande quantité, ni assez rapidement pour le produire, et que les raisons pour lesquelles les bruits trachéal et vésiculaire n'existaient pas, sont précisément les mêmes qui empêchaient la formation du bruit guttural.

Quant à notre expérience, elle nous a fourni des résultats tout contraires. Les malades qui, surpris par l'ordre qu'on leur donne de respirer, font plus de bruit dans l'arrière gorge, ont alors la respiration très-peu marquée ; d'un autre côté nous avons entendu parfaitement le murmure respiratoire, quoique faible chez des personnes dont le voile du palais, ne faisait aucun bruit. Mais pour rencontrer ces cas, il faut choisir des personnes qui ont habituellement l'expansion pulmonaire très-prononcée, ou chez qui la respiration est puérile.

Quoique M. Beau prétende avoir entendu la respiration normale, en soufflant avec un cornet en papier contre le voile du palais d'une autre personne qui retenait sa respiration, nous avons en vain essayé à plusieurs reprises les mêmes expériences, sans jamais obtenir de résultats analogues. Le plus souvent nous n'avons rien entendu dans la poitrine, et quelquefois un écho du bruit produit dans la gorge; mais cet écho n'avait aucune analogie avec le murmure de la respiration. Ce fait d'ailleurs ne serait pas plus concluant que les précédens.

Si l'on ajoute à ces raisons la simplicité de notre théorie, et l'incohérence de celle de M. Beau, recourant à des mécanismes différens pour expliquer les bruits normaux et les bruits anormaux qu'on devrait, d'après cette théorie, trouver toujours réunis dans les affections des organes respiratoires, on serait fortement étonné qu'un pareil paradoxe puisse trouver des partisans.

Cependant, nous avons voulu chercher des éclaircissemens sur ce sujet, par quelques recherches sur les animaux. Nous avons ausculté attentivement avec M. Auguste Pelletier, élève de beaucoup de mérite, la respiration chez un lapin bien portant, et nous l'avons trouvé très analogue au souffle qui accompagne chez l'homme les lésions des valvules du cœur.

Après avoir coupé en travers la trachée-artère le même souffle continuait. L'animal ne tarda pas à succomber. Nous entreprîmes alors un nouveau genre des recherches, nous et M. Pelletier inspirâmes et expirâmes dans la trachée au moyen d'une petite canule en étain, ayant soin de ne faire aucun bruit avec la bouche, et chaque fois nous entendîmes un souffle tout-à-fait semblable à celui que nous avions trouvé lors de la vie, et cependant nos voiles du palais n'étaient pas les mêmes que ceux du lapin, le murmure respiratoire était d'autant plus analogue à celui de cet animal, que nous imitions mieux sa respiration courte et accélérée.

Il est donc bien démontré que le mécanisme du murmure respiratoire est tel que nous l'avons exposé.

Le bruit respiratoire n'est pas le même, chez tous les individus et dans tous les points de la poitrine. Il y a des personnes, comme l'a observé Laennec, qui ont la respiration naturellement très-faible, sans que les poumons soient malades; tandis que d'autres l'ont ordinairement très-bruyante et presque puérile.

En général si la respiration plus faible ou plus forte que dans l'état normal, s'entend dans toute la poitrine, il est plus probable qu'elle n'est pas le signe d'un état morbide des poumons, que si elle ne s'entendait sous l'une ou sous l'autre de ses formes, que dans une petite étendue.

Cependant la respiration ne s'entend pas avec la même intensité dans toutes les parties de la poitrine; ce qui résulte, soit de la plus grande épaisseur des poumons, soit de la plus grande perméabilité des vésicules dans une région que dans une autre.

En effet, M. Cruveilhier, s'est assuré par un grand nombre d'expériences, que les lobules sont inégalement perméables, qu'une insufflation modérée des poumons faite, autant que possible, dans les limites d'une inspiration ordinaire, ne dilate peut-être pas le tiers des lobules pulmonaires; il observe aussi comme l'avait déjà fait M. Broussais, que les lobules les plus perméables, sont ceux du sommet, d'où il suivrait que ceux-ci agiraient plus habituellement que les autres parties du poumon (1).

C'est dans les régions antérieures et supérieures de la poitrine, que le murmure respiratoire est le plus prononcé à l'état normal. Il est un peu plus obscur dans la partie correspondante en arrière. Dans l'espace interscapulaire, la respiration est naturellement plus soufflante que partout ailleurs. Ce qui tient à ce que, dans cette région, se trouvent la racine des poumons et les bronches d'un calibre considérable.

La trachée-artère fait entendre un souffle encore plus prononcé, indiquant la capacité du tuyau dans lequel il se produit.

Entre le foie et la colonne vertébrale, la respiration est faible, parce que le poumon se prolonge dans cette partie par une lame très-mince; dans toute l'étendue occupée par le foie seul, la respiration est nulle; elle l'est également dans la région du cœur, excepté, pourtant, les cas assez fréquens où le poumon gauche couvre le centre circulatoire.

En appliquant l'oreille dans la partie inférieure de la cavité thoracique, en arrière et en avant, on entend quelquefois le gar-

(1) *Anat. descript.*, t. 2, p. 633.

gouillement des intestins ou de l'estomac, qu'il faut éviter de prendre pour des bruits anormaux de la respiration.

Dans l'état normal, la plèvre pulmonaire s'approche de la plèvre costale, pendant chaque inspiration ; mais sans produire aucun bruit distinct de la respiration.

Lorsqu'on fait parler un individu qu'on ausculte, la voix retentit dans toute l'étendue de la poitrine, où se trouvent les poumons, et produit des vibrations que l'oreille perçoit bien ; mais qui semblent s'arrêter à la surface des parois thoraciques, sans parvenir jusqu'à son pavillon.

Vers la racine des poumons, sous l'aisselle et surtout sur la trachée, le retentissement est plus fort, et les vibrations semblent se propager jusqu'à l'oreille qui, quelquefois éprouve une sensation désagréable, principalement en auscultant les personnes maigres et à voix aiguë.

Ces caractères du retentissement de la voix normale dans ces différentes parties, la rapprochent beaucoup de la *bronchophonie* dont nous parlerons plus tard.

Lorsqu'on applique la main sur la poitrine d'un sujet qui parle, on sent à l'état normal une vibration douce mais sensible.

CHAPITRE IV.

AUSCULTATION DE LA RESPIRATION ET DE LA VOIX DANS L'ÉTAT MORBIDE.

Respiration anormale.

Pour bien concevoir ce que nous allons dire dans ce chapitre, l'esprit doit se représenter distinctement trois parties dans l'épaisseur de chaque poumon, 1° la partie bronchique, 2° la partie vésiculaire, 3° la partie plévrale. Lorsque ces trois parties sont exemptes de lésions, l'air passe librement des bronches aux vésicules pulmonaires, en produisant un murmure particulier propre à la respiration normale. Le poumon gonflé par l'air introduit pendant chaque inspiration, s'approche des parois de la poitrine, la plèvre pulmonaire frotte contre la plèvre pariétale, sans que leur contact produise un bruit particulier.

1°. Mais il est des cas où chacune des trois couches pulmonaires (bronches, vésicules, plèvre) ne cessent pas d'être saines, et où cependant le murmure respiratoire ou la respiration vésiculaire est bien plus prononcée qu'à l'état normal. Cette forme de respiration est normale chez tous les enfans, circonstance qui l'a fait désigner sous le nom de *respiration puérile*. Mais sa présence chez les adultes, indique le plus souvent une affection des poumons, non pas qu'elle réside dans les parties qui offrent ce caractère, mais parce que l'exaltation observée dans un poumon, suppose l'affaiblissement de l'activité respiratoire, soit dans d'autres parties du même poumon (pneumonie partielle. Andral), soit dans le poumon opposée. Ainsi comme l'a déjà observé l'auteur de l'auscultation, lorsqu'un poumon devient inactif, dans une affection quelconque, l'autre remplit sa fonction par un redoublement d'énergie.

Quelle est la cause de cette exaltation de l'expansion vésiculaire? Nous ne pensons pas avec quelques auteurs, que la respiration puérile dépende de l'hypertrophie, des poumons, ou, en d'autres termes de l'augmentation du nombre des cloisons vésiculaires et des vésicules. La rapidité avec laquelle cette forme de respiration, se manifeste dans les différentes affections des poumons, éloigne de nous toute idée d'hypertrophie proprement dite, et nous porte à admettre l'opinion de M. Cruveilhier.

Cet anatomiste dit avoir fréquemment observé dans les poumons des lobules, qui sont pour ainsi dire en réserve, et qui n'agissent que dans les grandes inspirations (1).

Fondé sur cette observation, nous pensons avec ce professeur, que la respiration puérile dépend de l'entrée de l'air dans un nombre plus considérable de vésicules, que dans l'état normal.

2°. Une autre exagération de la respiration, a lieu lors de la dilatation des bronches.

La respiration est très-bruyante, l'oreille saisit facilement que l'air passe par des tuyaux d'un gros calibre, avant d'entrer dans les vésicules dont une grande partie est devenue imperméable à l'air, par suite de la compression exercée, par les parois des bronches dilatées.

Dans ce cas, le murmure respiratoire est presque complètement étouffé par le *souffle bronchique diffus*.

3°. Une autre fois la dilatation plus circonscrite, forme une espèce de caverne dans le tuyau d'une bronche; et la destruction du

---

(1) *Loco citato*.

parenchyme pulmonaire, ulcéré par la fonte tuberculeuse, peut aussi former une caverne complètement vide, qui communique au moyen des bronches, en haut avec la trachée, en bas avec le reste du poumon.

Dans ces deux cas, le passage de l'air dans la partie dilatée y offrira pendant chaque inspiration et expiration un retentissement plus considérable, proportionné à l'étendue de la caverne.

C'est à cette modification du bruit respiratoire qu'on a donné le nom de *respiration caverneuse* ou *souffle caverneux*.

Le souffle caverneux est d'autant plus prononcé, que la caverne est plus vaste et plus superficielle.

4°. Lorsque la capacité de la caverne est très-grande, et qu'elle ne renferme toujours point de liquide ou qu'elle en renferme très-peu, on entendra pendant la respiration une résonnance analogue à celle que l'on obtient lorsqu'on souffle dans une carafe en tenant la bouche un peu éloignée du goulot. C'est le même mécanisme dans les deux cas. Une ample caverne ressemble assez bien à une carafe, et la bronche à son goulot, c'est donc avec raison qu'on a donné à cette forme de la respiration caverneuse le nom de *respiration amphorique.*

Lorsqu'une caverne superficielle se rompt dans la cavité des plèvres, l'air entrant dans cette cavité pendant chaque inspiration, produit la respiration amphorique, d'autant plus manifeste que la cavité plévrale contient moins, ou ne contient pas de liquide.

5°. Dans d'autres cas, l'air pénètre les voies aériennes sans produire aucun bruit, et les deux mouvemens de la respiration sont aphones.

Après les catarrhes prolongés, les parois des bronches et des vésicules pulmonaires, flasques et distentues outre mesure, par suite des efforts d'une toux continuelle, perdent leur élasticité ou la faculté de revenir sur elles-mêmes, de même que les parois abdominales, après des hydropisies de longue durée, ou après des grossesses répétées.

Telle est la lésion organique qui accompagne *l'extinction* du bruit respiratoire dans l'emphysème vésiculaire de Laënnec.

Dans cette affection les vésicules et les bronches ne revenant plus sur elles-mêmes, après leur expansion, l'expiration ne se fait qu'incomplètement, l'air inspiré séjourne dans ces parties, et les maintient dilatées; de sorte que les nouvelles quantités d'air qui arrivent à chaque inspiration, ne sont plus capables de produire le murmure provenant de leur expansion graduelle.

Laënnec donnait une autre explication de ce silence, il attribuait la disparition du murmure respiratoire à l'oblitération ou à l'imperméabilité des vésicules; mais alors on aurait dû entendre le souffle bronchique provenant du passage de l'air dans les bronches.

L'auteur de l'auscultation attribuait l'absence de ce dernier bruit à la raréfaction du tissu pulmonaire, raréfaction qui aurait rendu les poumons impropres à conduire les sons développés dans leur sein; mais cette explication n'est que spécieuse.

Nous avons dit au commencement de ce chapitre, que l'air passe de la trachée dans les bronches et des bronches dans les vésicules, et que son passage dans chacune de ces parties est accompagné d'un bruit particulier, dont le dernier ou le bruit vésiculaire plus répandu que les autres, constitue proprement le murmure respiratoire à l'état normal.

Nous avons vu successivement le bruit respiratoire s'exalter dans les vésicules, lorsque la couche vésiculaire devenait plus perméable, et retentir au contraire avec plus de force, dans les tuyaux bronchiques, dilatés, et dans une partie caverneuse des poumons, où l'air arrivait en plus grande abondance; puis le murmure vésiculaire disparaître sans que le passage de l'air s'entendit mieux dans les bronches, lorsque les vésicules sans cesser d'être perméables avaient perdu l'élasticité de leurs parois ainsi que les bronches.

6°. Mais si, par une cause quelconque, les cavités vésiculaires venaient à être effacées sans que les voies bronchiques cessassent d'être normales, le murmure vésiculaire ne cesserait qu'en faisant place au *souffle bronchique*, autrement dit *respiration bronchique* ou *tubaire*.

Ce bruit qui retentit dans des tubes d'un calibre normal, ne peut pas être confondu avec le *souffle bronchique diffus*, qui se passe dans les bronches dilatées, et qui ne masque qu'incomplètement le murmure vésiculaire.

Ainsi, lorsqu'un épanchement pleurétique, comprime les parois des vésicules, et efface leur cavité, la respiration se trouve limitée dans les bronches, et l'on entend le souffle bronchique au lieu du murmure vésiculaire.

Le même phénomène a lieu dans une pneumonie, au deuxième ou au troisième degré, où les vésicules pulmonaires n'appartiennent plus aux voies aériennes, non que leur imperméabilité résulte d'une compression concentrique, mais de l'engorgement de leurs parois, aux dépens de leur cavité, d'ailleurs obstruée par une matière séro-sanguinolente ou purulente très-visqueuse et solidifiée.

Il a lieu aussi dans l'apoplexie pulmonaire de Laënnec, qui consiste dans l'obstruction des cavités des vésicules par les caillots de sang épanché.

Lorsque des tubercules se forment dans les vésicules pulmonaires, celles-ci se trouvent assez bien dans les conditions d'une pneumonie au deuxième ou au troisième degré. L'obstacle provient dans ce cas de l'obstruction des vésicules par les tubercules. Mais si les tubercules se forment dans le tissu interlobulaire, ils comprimeront au contraire les vésicules de dehors en dedans à la manière des épanchemens, et l'on obtiendra toujours le *souffle bronchique*.

Avant de passer aux autres altérations du bruit respiratoire, nous allons parler des bruits anormaux formés par le rapprochement des deux plèvres.

7°. Lorsque l'emphysème pulmonaire, dans lequel nous avons déjà constaté l'extinction du bruit respiratoire, prend une marche progressive, il arrive un point où il détermine la rupture des vésicules, et l'air après s'être frayé de fausses routes, dans le tissu cellulaire interlobulaire, en produisant un râle particulier que nous connaîtrons plus tard, parvient jusqu'à la plèvre qu'il soulève en formant des bulles. Celles-ci froissées pendant le rapprochement des deux plèvres, rendent un autre bruit appelé par Laënnec, bruit de *frottement ascendant et descendant*, parce qu'il se produit également pendant l'élévation et pendant l'abaissement de la poitrine.

On entend un bruit analogue à ce dernier, toutes les fois qu'il existe une fausse membrane, entre les deux plèvres, soit que la fausse membrane n'adhère qu'à l'une d'elles, soit qu'elle s'étende de l'une à l'autre.

L'intensité de ce bruit formé par le même mécanisme, que le précédent variera selon la nature et l'épaisseur de la fausse membrane.

Si elle n'est que toute récente et molle, on n'entendra qu'un léger *frottement*.

Une fausse membrane fibreuse et large, donne ordinairement un bruit analogue à celui du *parchemin froissé*, quelquefois au *bruit de cuir neuf*.

Dans d'autres cas, c'est un vrai *bruit de râpe* qu'on entend.

Toutes les fois que les bruits de la plèvre seront prononcés, la main appliqué sur les parois de la poitrine, sentira des vibrations tout-à-fait semblables au *frémissement cataire*, qu'on rencontre dans quelques lésions des valvules du cœur.

Dans tous les cas que nous venons de citer, l'air pénétrait plus ou moins profondément dans les voies aériennes, mais n'avait pas d'obstacles à vaincre sur son passage; au contraire, dans les cas suivans, le passage du fluide éprouvera une difficulté plus ou moins marquée, et donnera lieu à de nouveaux bruits compris sous le nom commun de *râles* ou *ronchus*.

8°. L'un d'eux auquel nous avons fait allusion en parlant du bruit de frottement ascendant et descendant, est connu depuis

Laënnec sous le nom de *craquement*, ou de *râle crépitant sec à grosses bulles*; il a lieu lorsque, dans l'emphysème pulmonaire, la distension des voies aériennes augmentant de plus en plus, est suivie de la rupture des vésicules. L'air s'ouvrant alors un passage dans le tissu cellulaire interlobulaire, donne lieu à ce phénomène pendant l'inspiration.

9°. Lorsque dans la première période d'un catarrhe, la membrane muqueuse s'engorge et s'épaissit, il arrive souvent que le canal d'une bronche se resserre dans une partie de son trajet et y forme une espèce de glotte qui entre en vibration à chaque passage de l'air, et produit un son particulier nommé *râle sonore grave* ou *râle bronchique sec*. Ce bruit est d'autant plus prononcé, que l'engorgement de la membrane est plus considérable. Quelquefois il ressemble tellement au son d'un coup d'archet sur une *corde de basse* qu'on lui a appliqué cette dénomination. Une autrefois on trouve une grande ressemblance entre ce bruit et celui de *ronflement*.

10°. Quand le rétrécissement a lieu dans une étendue plus considérable d'une bronche, comme dans quelques catarrhes aigus, ou certains catarrhes chroniques sans expectoration (catarrhes secs de Laënnec); l'air, en passant par le canal étroit de la bronche, rétrécie, produit un bruit analogue à celui d'un courant d'air à travers le trou d'une serrure. L'oreille reconnait la difficulté que le fluide éprouve dans son passage au *sifflement* qui se fait entendre et auquel on a donné le nom de *râle sibilant*. Ce râle qui accompagne les deux mouvemens de la respiration est plus prononcé pendant l'expiration, différence qui dépendrait d'après Dance, de ce que les mouvemens d'expiration n'étant pas si énergiques que ceux d'inspiration, l'air éprouverait plus de difficulté à traverser le rétrécissement de la bronche. Cette explication nous paraît singulière.

Le rétrécissement d'une bronche qui donne lieu à ces phénomènes, peut être produit tantôt par l'engorgement de la membrane muqueuse. tantôt, ce qui arrive le plus souvent par une couche d'un mucus visqueux qui enduit la membrane; d'où vient que les râles sonore, grave et sibilant, peuvent exister et disparaître d'un moment à l'autre; selon qu'on ausculte avant ou après l'expectoration.

Après avoir parlé des bruits et des râles anormaux, auxquels peuvent donner lieu les différentes lésions de tissu et de forme des voies aériennes sèches, ou ne contenant que des matières visqueuses non susceptibles de déplacement, examinons maintenant les modifications du bruit respiratoire dues au déplacement de différens liquides, par le passage de l'air dans les poumons.

Pour bien concevoir les différentes variétés des bruits auxquels le déplacement des liquides sécrétés ou exhalés par la membrane muqueuse peut donner naissance, on peut prendre des éprouvettes de différente grandeur, et les remplir de dissolutions de de gomme arabique, d'une consistance variée. En insufflant de l'air dans chacune d'elles, au moyen d'un tube, on obtiendra des bruits variés selon les dimensions de l'éprouvette et la consistance de la dissolution.

Les mêmes lois qui président à la production de ces derniers bruits, s'appliquent à la formation des râles dont nous allons parler.

11°. Le déplacement des mucosités qui se trouvent souvent dans la trachée, dans les derniers instans de la vie, donne naissance au *râle trachéal*.

Tel est le râle de presque tous les agonisans, chez qui la sérosité bronchique ne pouvant être absorbée à cause de la gêne de la circulation, s'amasse dans les voies aériennes.

12°. Si un liquide d'une consistance analogue s'amasse dans une cavité plus vaste comme dans une caverne, son déplacement donnera lieu à un bruit déjà différent, connue sous le nom de *râle caverneux* ou *gargouillement*. Si la caverne est vaste, ce râle aura beaucoup de ressemblance avec le *glouglou d'une bouteille*; si elle est petite, il ne différera pas du râle muqueux.

13°. Le *râle muqueux* s'entend toutes les fois que les liquides se rassemblent dans des voies moins considérables, comme le sont les bronches du premier ordre. L'oreille appliquée sur les parois de la poitrine distingue non-seulement le calibre des tuyaux, dans lesquels se forme le son, mais encore la consistance des sécrétions. Ce râle accompagne fréquemment les hémoptisies et les les catarrhes avec sécrétion muqueuse, l'oreille reconnait que ces liquides se laissent abaisser et soulever par le passage de l'air, et que les bulles qu'ils forment avec ce dernier, ne se rompent qu'après avoir acquis un volume assez considérable.

14°. Si à ce râle sont ajoutés ceux que nous connaissons sous le nom de *râle sibilant* et de *râle sonore grave*, la réunion de ces bruits aura beaucoup de ressemblance avec le *roucoulement* des tourterelles, des pigeons ou *les cris* de différens oiseaux.

15°. Si ce sont les bronches d'un ordre secondaire, qui sécrètent les liquides, l'air en traversant ces vaisseaux d'un calibre moins considérable, rendra un bruit un peu différent, appelé *râle sous crépitant*. La crépitation qui caractérise ce bruit, résulte de la rupture de bulles d'un volume approchant celui des grosses perles.

16°. Si c'est dans les vésicules qu'a lieu la sécrétion morbide, comme dans une pneumonie au premier degré, où les vésicules pulmonaires enflammées exhalent une matière séro-sanguinolente et visqueuse, l'air en pénétrant cette matière pendant l'inspiration, y forme des bulles dont le nombre est proportionné à celui des vésicules enflammées, et dont la rupture est accompagnée d'une crépitation analogue à celle que produit l'ébullition d'un corps gras ou la décrépitation du sel sur les charbons ardens, c'est le *râle crépitant*. Un des caractères qui distingue le râle crépitant, des râles muqueux et sous-crépitant avec lesquels il pourrait être quelquefois confondu, c'est que les bulles du râle crépitant sont toutes égales comme les cavités des vésicules, où elles se forment, tandis que, dans les autres râles, la grosseur des bulles peut beaucoup varier.

Dance, à qui appartient cette ingénieuse explication de la production du râle crépitant, dit que ce bruit ne s'entend que pendant l'inspiration. Ce fait provient, selon nous, de ce que la matière visqueuse reléguée dans le cul-de-sac des vésicules que l'air ne peut outre-passer pendant l'inspiration, ne se retrouve plus sur le passage du fluide pendant l'expiration.

Un autre caractère distinctif qu'établit Dance entre le râle crépitant et les autres râles humides, c'est que le premier persiste après l'expectoration, tandis que les autres disparaissent (1)

La persistance du râle crépitant après l'expectoration, nous paraît dépendre de ce que les matières expectorées dans une pneu-

(1) Voyez *Dictionnaire de médecine*, 2e édit., art. Auscultation.

monie, ne proviennent pas immédiatement des vésicules pulmonaires, mais sortent des bronches qui reçoivent l'excédant des matières que peuvent contenir les vésicules.

Il existe encore deux phénomènes remarquables, que l'auscultation des poumons a fait découvrir.

17°. Lorsqu'une caverne s'ouvre dans la cavité des plèvres, cette cavité devient le siége d'un amas de liquide, provenant de la caverne rompue ou sécrété ultérieurement, par la plèvre enflammée. Dans ce cas, l'auscultation saisira souvent dans la poitrine, un bruit particulier nommé par Laënnec, *tintement métallique*.

L'auteur de l'auscultation attribuait le tintement métallique aux ondulations de la surface du liquide, sous le gaz, ou, selon ses paroles, à la vibration de l'air, à la surface du liquide, quand il est agité par la respiration, la voix ou la toux.

Dance, dans le travail déjà cité, émet l'opinion suivante sur la formation de ce bruit.

Lorsque le niveau du liquide contenu dans la cavité des plèvres est supérieur à l'ouverture de la caverne, l'air qui entre à chaque inspiration dans le poumon se précipite dans la cavité de la plèvre, s'élève en forme de bulle à travers la couche de liquide, à la faveur de sa légèreté spécifique, et arrive jusqu'à sa surface où la bulle crève et donne lieu au tintement métallique.

Cette explication avait passé inaperçue. Ce n'est que dernièrement que M. Beau, sans connaître le travail de Dance, est tombé sur la même idée, l'a développée et appuyée d'expérience et d'observations assez nombreuses.

Le tintement métallique, auquel M. Beau a substitué le nom de *tintement bullaire*, pourra s'entendre, également d'après ce médecin, pendant l'expiration, pendant la toux, la parole et l'expectoration. En effet, dit-il, quoique dans tous ces actes l'air soit expiré au lieu d'être aspiré, cependant, comme dans la plupart des cas de la présence des cavernes, la partie des poumons qui les entoure est indurée et ne revient pas sur elle-même pendant l'expiration, l'air expulsé du reste du poumon se précipite de la trachée dans les bronches béantes, et de là se comporte comme l'air inspiré. Le plus souvent ce bruit suit chacun des actes de la respiration; quelquefois cependant il se manifeste tardivement; ce qui paraît provenir de ce que les bulles, avant de se rompre, s'arrêtent quelque tems à la surface du liquide.

D'après M. Beau, le même bruit s'entend quelquefois dans les vastes cavernes remplies en grande partie de liquide, et dans les hydropneumothorax, sans aucune communication avec les voies aériennes. Mais comment concevoir, dans ces deux circonstances, la formation et la rupture des bulles et ne faudrait-il pas admettre, dans quelques cas de tintement métallique, la raison toute simple que Laënnec donne de ce bruit, lorsqu'il accompagne la rupture des cavernes dans la cavité des plèvres.

18. Il arrive aussi assez souvent chez les malades, qui se trouvent dans ces conditions, lorsqu'ils quittent la position horizontale pour se mettre sur leur séant, que des gouttes de liquide accollées aux parois des plèvres ou retenues par de fausses membranes, se séparent de la masse qui se rend dans la partie inférieure de la cavité. Ces gouttes venant a tomber à la surface du liquide, donnent lieu à un bruit analogue à celui qu'offre la chute d'une goutte d'eau dans une carafe contenant quelques doigts de liquide. C'est une variété de tintement métallique.

19°. Les cas où l'on observe le tintement métallique présentent encore un autre phénomène.

Toutes les fois que la cavité des plèvres, ou une vaste caverne des poumons contient des liquides mêlés de gaz, on entendra en secouant le thorax, la fluctuation du liquide, nommée par Hippocrate *succussion*, et connue depuis sous le nom de succussion *hippocratique*. On peut imiter ce phénomène en secouant une carafe contenant un peu de liquide.

Retentissement anormal de la voix à travers les parois de la poitrine.

Nous avons dit plus haut que le retentissement de la voix très-prononcé dans les régions où les bronches sont superficielles, est obscurci dans celles qui correspondent aux couches vésiculaires, à raison des nombreuses divisions que les ondes sonores éprouvent en arrivant dans les dernières ramifications des bronches.

1°. Or, si les cavités vésiculaires viennent à se détruire par une cause quelconque, la voix retentira dans les bronches correspondantes aux vésicules oblitérées, avec une force d'autant plus grande que cette lésion occupera une étendue plus considérable. Ce retentissement anormal de la voix à travers les parois de la poitrine prend le nom de *voix bronchique* ou *bronchophonie*.

L'imperméabilité des cavités vésiculaires, soit qu'elle résulte de la présence des tubercules ou de la concrétion de la matière sérosanguinolente sécrétée par les parois des vésicules dans une pneumonie au deuxième degré, présentera donc ce dernier phénomène.

2°. Il en est de même, lorsqu'elle résulte d'un épanchement pleurétique. Mais si, dans ce cas, le liquide en quantité insuffisante pour comprimer complètement la couche vésiculaire, ne fait qu'appliquer plus exactement la plèvre contre les parois des vésicules, de manière à former avec ces parois une membrane plus ou moins tendue, appliquée aux extrémités des conduits aérifères, le retentissement de la voix offrira un caractère très-remarquable. C'est un son saccadé ou un bredouillement semblable à la voix d'un polichinelle ou au bruit d'un mirliton. Enfin, on l'a comparé au bêlement d'une chèvre, d'où lui vient le nom *d'égophonie*.

On peut imiter l'égophonie en parlant contre les dents d'un démêloir, dont une face est recouverte par une membrane de papier. C'est par un mécanisme analogue à celui du peigne, que se forment tous ces bruits. Le liquide ne concourt à la formation de l'égophonie, dans la poitrine qu'en produisant une semblable disposition. Aussi dans les épanchemens considérables, ce phénomène n'existe-t-il plus, parce que la couche formée par l'aplatissement des vésicules est trop épaisse.

Selon quelques modernes, l'égophonie est un signe tout-à-fait infidèle. Nous sommes loin de prétendre qu'il soit toujours facile à apprécier nous pensons cependant qu'avec de l'habitude on peut le distinguer de tous les autres signes.

3°. Lorsque les voies aériennes sont dilatées dans une partie plus ou moins circonscrite, comme il arrive dans une dilatation partielle d'une bronche, ou dans une excavation tuberculeuse, le retentissement de la voix dans ces différentes parties, est tel qu'il semble à l'explorateur qu'on lui parle directement à l'oreille, surtout s'il ausculte avec le stéthoscope. C'est la *pectoriloquie*, elle est complète la caverne est superficielle et qu'elle adhère par ses parois à la plèvre costale, et lorsque la partie du poumon qui l'entoure est indurée.

Si les bronches sont dilatées dans une étendue considérable, le retentissement de la voix approchera beaucoup de la pectoriloquie; mais il sera *diffus* et on pourra le rencontrer sur plusieurs points de la poitrine.

La main appliquée sur les parois de la poitrine, pendant la bronchophonie, ressent *les vibrations pariétales* comme dans l'état normal.

Ce phénomène ne se rencontre plus, lorsque les poumons sont séparés des parois thorachiques par une certaine quantité de liquide.

CHAPITRE V.

AUSCULTATION DE L'APPAREIL CIRCULATOIRE.

Article Ier.

AUSCULTATION DE DU COEUR.

Un autre organe au diagnostic duquel on peut faire une aussi vaste application des lois acoustiques, qu'à celui des poumons, c'est le cœur; mais pour bien concevoir les phénomènes produits par le fonctionnement tout mécanique de cet organe, il faut auparavant avoir une juste idée de l'instrument et de son jeu.

Nous allons donc, ainsi que nous l'avons fait pour l'auscultation des ponmons, entrer dans les considérations anatomiques et physiologiques, qui ont trait à notre sujet.

Nous nous empressons de reconnaître qu'un grand nombre des faits que nous consignerons dans ce chapitre, sont dus à M. Bouillaud, aux travaux duquel la science est redevable d'une connaissance si approfondie du centre circulatoire et de ses lésions. Nous les avons recueillis soit à la clinique de ce professeur, soit dans un nouvel ouvrage écrit par lui et qu'il a eu la bonté de nous remettre, quoique non encore livré à la publicité (1).

Anatomie du cœur.

Le cœur est un muscle creux ayant la forme d'un cône renversé. Son volume comme celui d'aucun organe ne peut être fixé d'une manière absolue. Laënnec a observé qu'il est ordinairement un peu inférieur, égal ou très-peu supérieur au volume du poing du même sujet.

« Cet organe est situé dans la cavitégauche de la poitrine : il y occupe la région qui correspond à la partie inférieure du sternum et aux cartilages des dernières vraies côtes gauches. Sa position est telle que sa base regarde en haut, en arrière et à droite, tandis que sa pointe est tournée à gauche, en avant et en bas, au niveau du cinquième espace intercostal. Placé ainsi dans le médiastin antérieur et retenu dans sa position par le sac fibro-séreux du péricarde, où il est renfermé, le cœur repose en bas sur la cloison musculaire (diaphragme) qui sépare la poitrine de l'abdomen.

(1) *Traité clinique des maladies du cœur.*

» Le bord antérieur du poumon droit s'avance un peu intérieurement sur la portion droite du péricarde, et la moitié correspondante du cœur, tandis que le bord antérieur du poumon gauche s'avançant également sur la portion gauche du péricarde, recouvre en grande partie, les cavités gauches du cœur. La portion du péricarde, qui n'est pas ordinairement recouverte par les poumons, appartient donc principalement aux cavités droites et principalement aux deux tiers de la face antérieure du ventricule droit; elle offre la figure d'un losange, et peut avoir d'un pouce et demi à deux pouces carrés. Le nombre des sujets chez lesquels les poumons recouvrent complètement le péricarde et le cœur, est très-petit.

» Le cœur est formé de deux moitiés symétriques, et si l'on peut ainsi dire, de deux cœurs adossés l'un à l'autre: l'un droit, antérieur et inférieur, l'autre gauche, postérieur et supérieur. Cette division du cœur est marquée à l'extérieur par un léger sillon qui règne le long de ses faces, et que parcourent les vaisseaux cardiaques. Un autre sillon plus profond, circulaire, sépare transversalement le cœur en deux autres parties inégales, que l'on appelle les *oreillettes* et les *ventricules*.

» Ainsi le cœur, organe véritablement double, est composé de quatre cavités, savoir : de deux ventricules et de deux oreillettes, les premières constituant en quelque sorte, *le corps de la pompe,* que représente le cœur, et les secondes en formant le réservoir. Chaque cœur est composé d'une oreillette et d'un ventricule qui ne communiquent point directement chez l'adulte sain, avec les cavités correspondantes du cœur opposé.

» Les deux ventricules sont la partie principale du cœur, dont ils forment les deux tiers antérieurs ou inférieurs. Le ventricule gauche est plus épais, plus fort, plus robuste que le droit ; il part de sa base un gros vaisseau connu sous le nom d'artère *aorte ;* de la base du ventricule droit s'élève une autre artère désignée sous le nom de *pulmonaire.*

» Surmontés à leur partie antérieure, de l'*appendice auriculaire* (sorte de prolongement qu'on a comparé à une oreille de chien, et dont le bord libre est découpé), les oreillettes reçoivent l'insertion de plusieurs vaines, qui sont pour la droite, les *veines caves*, supérieure et inférieure, et pour la gauche, les quatre *veines pulmonaires.* Ce rapport des différentes parties du cœur avec les gros vaisseaux, a fait nommer le ventricule droit, *ventricule pulmonaire*, le gauche, *ventricule aortique*, l'oreillette gauche, *sinus des veines caves*, et l'oreillette droite, *sinus des veines pulmonaires*.

» Les quatre cavités dont le cœur est composé, ont des parois d'inégale épaisseur. Ces cavités sont disposées de manière que les cavités gauche et droite ne communiquent point immédiatement les unes avec les autres chez l'adulte.

» Mais les deux cavités de chacune des moitiés du cœur communiquent entre elles au moyen d'une ouverture à laquelle on donne le nom d'orifice *auriculo-ventriculaire*.

» La cavité des ventricules, séparés l'un de l'autre par une cloison commune, présente les orifices des artères pulmonaire et aorte.

» Les orifices aortique et pulmonaire, ainsi que les orifices auriculo-ventriculaires droit et gauche, sont munis de replis membraneux, que l'on désigne sous le nom de *valvules*. Les valvules aortique et pulmonaire, sont au nombre de trois pour chaque orifice, et elles sont désignées sous le nom de valvules *sygmoïdes*, dénomination qui donne une idée assez exacte de leur configuration; elles portent aussi le nom de *se-*

mi-lunaires. Le bord libre de chacune de ces valvules, offre à sa partie moyenne un petit tubercule que l'on appelle *tubercule d'Aurantius*. Les valvules qui sont adaptées aux orifices auriculo-ventriculaires, ont leur bord libre découpé en un grand nombre de dentelures, et de plus, profondément divisé en trois languettes principales dans le ventricule droit, et en deux seulement dans le ventricule gauche. C'est d'après cette disposition que l'on a donné le nom de valvule *tricuspide* ou *triglochyne* à celle qui borde l'orifice auriculo-ventriculaire droit, et le nom de *bicuspide* ou *mitrale*, à la valvule auriculo-ventriculaire gauche. Lorsque les valvules sont relevées, elles bouchent en quelque sorte hermétiquement, à la manière de soupapes, les orifices auxquelles elles sont adaptées.

Les orifices auriculo-ventriculaires, dont la circonférence est elliptique, tandis que celle des orifices aortique et pulmonaire est circulaire, sont bordés par une ligne ou zône blanchâtre, plus apparente du côté des oreillettes, et qui est due à la saillie formée par un anneau fibreux ou tendineux, renfermé dans l'épaisseur même du cœur.

La cavité des deux ventricules n'offre

pas exactement la même forme : celle du droit est irrégulièrement arrondie, ovoïde, celle du gauche est conoïde. La cavité du premier est plus large que celle du second, tandis que cette dernière a plus de hauteur ou de longueur que la première. La cavité du ventricule droit ne descendant pas aussi bas que celle du gauche, il s'ensuit que la pointe du cœur appartient réellement tout entière et exclusivement au ventricule gauche. La direction de la cavité du ventricule droit n'est point parallèle à celle de la cavité du ventricule gauche! Au contraire, l'axe de la première, prolongé idéalement, croise, à angle aigu, l'axe de la seconde. Mais examinons de plus près encore la disposition de la cavité de chaque ventricule. C'est encore là un point intéressant d'anatomie, que nos devanciers ont à peine effleuré.

» La cavité de chaque ventricule se compose de deux portions bien distinctes : l'une s'embouche en quelque sorte directement avec l'orifice auriculo-ventriculaire ; l'autre s'embouche, au contraire, avec l'orifice artériel qui se trouve à la base de chaque ventricule. Ces deux portions de la cavité ventriculaire ne se comportent pas tout-à-fait de la même manière à droite et à gauche. dans le ventricule droit, la portion *pulmonaire* (je l'appelle ainsi, parce qu'elle s'ouvre dans l'artère pulmonaire), s'unit à la portion *auriculaire* (celle qui s'ouvre dans l'oreillette), en formant une espèce d'angle, dont le sinus est tourné en haut.

» Dans le ventricule gauche, la région ou portion *aortique* et la région ou portion *auriculaire*, sont situées parallèlement l'une à côté de l'autre, et affectent une direction verticale (1). Elles sont séparées l'une de l'autre par la lame droite ou antérieure de la valvule bicurpide, et par deux grosses colonnes charnues qui vont s'y insérer au moyen de nombreux tendons : c'est au-dessous, en arrière et en dehors de cette sorte de cloison ou de pont, que se trouve la portion auriculaire, tandis que la portion aortique, plus grande que l'autre, est située au-dessus, en avant et en dedans. Elles

(1) En raison de la forme conique du ventricule, ces deux régions vont en se rapprochant l'une de l'autre, à mesure qu'elles se portent de la base de ce ventricule à sa pointe; elles ne sont donc pas exactement parallèles.

(*Note de M. Bouillaud*).

communiquent largement l'une avec l'autre à l'endroit de l'intervalle qui sépare les deux volumineuses colonnes indiquées ci-dessus.

» C'est dans la portion auriculaire de l'un et l'autre ventricule que se voyent les principales colonnes charnues. Il est même une bonne partie de la région aortique et de la région pulmonaire, qui s'en trouve entièrement dépourvue. Celles qui s'y rencontrent sont fort petites, entre-croisées, et ne vont point s'insérer aux valvules, comme le font les principales de celles que présentent les portions auriculaires.

» Les fibres musculaires du cœur, en se réunissant en faisceaux, forment, à l'intérieur, des cavités de cet organe, ce que les anatomistes et physiologistes appellent les *colonnes charnues du cœur*, lesquelles diffèrent suivant qu'on les considère dans les oreillettes ou dans les ventricules, ou même dans chacune de ces cavités en particulier. C'est ainsi qu'elles sont bien plus prononcées dans les ventricules que dans les oreillettes; qu'elles sont plus nombreuses dans le ventricule droit que dans le gauche, mais que celui-ci en contient de plus volumineuses, que ne sont celles de l'autre; c'est ainsi que l'oreillette droite en est pourvue dans une grande partie de son étendue, tandis que l'oreillette gauche n'en offre que dans son appendice.

» Certaines colonnes charnues, en s'entre-croisant dans toutes les directions, donnent à la surface interne des ventricules, l'aspect d'une espèce de réseau dont les mailles seraient d'inégale grandeur, et les filets de grosseur différente.

» Quelques-uns des piliers charnus, détachés du cœur dans toute leur partie moyenne, n'y tiennent que par leurs extrémités, et par leur contraction doivent agir à la manière de la corde d'un arc que l'on tend.

» D'autres colonnes charnues, libres seulement à l'une de leurs extrémités, donnent naissance à une foule de petits tendons, qui vont se fixer au bord libre des valvules auriculo-ventriculaires. »

M. Bouillaud a le premier décrit, avec beaucoup d'exactitude, les colonnes charnues qu'il considère comme de véritables muscles spéciaux, ayant pour fonction de relever les valvules, lorsqu'elles ont été abaissées pendant la diastole ventriculaire, et de produire ainsi l'occlusion des orifices.

« Deux colonnes charnues, saillantes à l'intérieur de la cavité ventriculaire gauche, grosses quelquefois comme le petit doigt, naissent par de nombreux faisceaux de la paroi postérieure du ventricule, l'une en dehors, vers la jonction de la face antérieure de cette cavité, avec sa face postérieure pour former le bord gauche du cœur; l'autre en dedans, un peu en deçà du sinus, où la face postérieure du ventricule vient se continuer avec celle formée par la cloison interventriculaire. Après avoir pris en quelque sorte leur racine non loin de la pointe du cœur, les deux colonnes que nous décrivons se dirigent de bas en haut, et parvenus vers la moitié de la hauteur de la cavité ventriculaire, elles se détachent complètement de la paroi où elles avaient pris naissance, pour se terminer par une extrémité molle, arrondie, dont aucun anatomiste n'a bien décrit la remarquable et presque constante disposition.

» Cette extrémité se partage en plusieurs fascicules, qui se réunissent ensuite de manière à ne plus composer que deux ou trois faisceaux principaux: ceux-ci forment, en se contournant, un cercle incomplet, c'est-à-dire échancré du côté par lequel les deux colonnes se regardent réciproquement. Des deux faisceaux dont nous venons de parler, l'un est antérieur ou supérieur, l'autre postérieur ou inférieur; chaque faisceau postérieur est un peu plus court que le faisceau antérieur qui lui correspond, et est aussi un peu moins gros. Du faisceau antérieur de chaque colonne, partent plusieurs tendons, qui vont s'insérer à la lame antérieure de la valvule bicuspide; ils s'y rendent en divergeant, et rayonnent pour ainsi dire à la manière des plis d'un éventail. De chaque faisceau postérieur partent d'autres tendons qui vont également, en rayonnant, se fixer à la lame postérieure, de la valvule bicuspide. Les angles de réunion des deux lames de cette valvule, reçoivent aussi des tendons, de telle façon que tout le pourtour elliptique de la valvule indiquée, est muni de filets tendineux, qui sont des subdivisions de ceux que nous avons dit naître de l'extrémité du double faisceau terminal de chaque colonne.

» A l'endroit où les deux colonnes se terminent en se partageant en faisceaux, comme il vient d'être dit, elles laissent entre elles, lorsque la cavité du ventricule est déployée, un intervalle de huit, dix ou douze ligne : d'où il suit que, dans ce point, les tendons de ces colonnes sont fort éloignés les uns des autres, tandis qu'en raison de leur convergence réciproque, vers le milieu du bord de chaque lame valvulaire, ils ne tardent pas à se rapprocher, et se touchent presque par leurs côtés, au point de leur commune insertion. Il résulte de ce que nous venons de voir, que rien n'est plus régulier que la manière suivant laquelle la valvule mitrale reçoit les filets tendineux de la lame ou *valve* antérieure, tandis que ceux de la lame ou *valve* postérieure, lui sont envoyés par les faisceaux des colonnes indiquées, et toujours aussi chacune de ces colonnes s'insère à la moitié seulement de la double lame valvulaire qui lui correspond.

» La colonne droite ainsi que les tendons qui en partent, sont, en général, un peu plus volumineux que la colonne gauche et ses tendons. J'ai essayé de compter deux ou trois fois les filets tendineux, dont est garnie la valvule mitrale, et j'ai trouvé que leur nombre était d'environ, vingt-cinq.

» Il naît aussi des côtés des colonnes qui nous occupent, et de quelques autres colonnes beaucoup plus petites, transversant en sens divers, la surface ventriculaire, un certain nombre de minces filets tendineux dont l'insertion a lieu, non à la valvule mitrale, mais aux parois ventriculaires elles-mêmes.

» Dans l'intervalle qui sépare les deux muscles senseurs ou *releveurs* de la valvule bicuspide, existent quelques faisceaux charnus dirigés transversalement de l'un à l'autre, et qui semblent destinés à les rapprocher ou du moins à les fixer dans leur position.

» Outre les deux principales colonnes qui viennent d'être décrites, on en trouve bien chez certains sujets, quelques autres beaucoup plus petites qui vont s'insérer par des filets tendineux, au contour de la valvule mitrale; mais dans ces cas eux-mêmes, les colonnes de cette dernière espèce ne semblent réellement que des *appendices adjaçens* de deux colonnes principales.

» Lorsque les deux lames de la valvule bicuspide sont abaissées et écartées autant que possible l'une de l'autre, comme il arrive quand le sang pénètre de l'oreillette dans le ventricule, les colonnes charnues qui s'y fixent de la manière indiquée plus haut, ont évidemment pour effet, en se contractant pendant la systole, de redresser les lames valvulaires abaissées, puisqu'elles les tirent par tous les points, de la circonférence au centre. C'est donc avec raison que j'ai cru devoir désigner ces colonnes musculaires sous le nom de muscles *tenseurs*, *éleveurs* ou *adducteurs* de la valvule mitrale. Par suite du mouvement de rapprochement que ces colonnes impriment aux lames opposées de la valvule bicuspide, l'orifice auriculo-ventriculaire gauche se trouve exactement et comme hermétiquement fermé.

» Une fois que les lames de la valvule se sont ainsi rapprochées, elles deviennent immobiles pendant tout le tems que dure la contraction de leurs colonnes motrices, et ne peuvent point être renversées ou abaissées sur les parois de l'oreillette, par l'effort du sang que presse de toutes part le ventricule contracté.

» De plus, lorsque les muscles releveurs de la valvule mitrale se contractent, ils se rapprochent en quelque sorte par leurs faces correspondantes, et il est vrai de dire que, pendant cette contraction, toute la moitié gauche ou auriculaire du ventricule gauche est à peu près complètement effacée, tandis que l'autre lance dans l'aorte la colonne de sang qu'elle avait reçue de l'oreillette gauche.

» Cette portion est donc une sorte de sinus

ou de détroit qui livre passage au sang pendant la dilatation du ventricule, et qui se ferme pendant la contraction de celui-ci, par le mécanisme exposé plus haut. C'est dans l'intervalle qui sépare les deux principales colonnes charnues, destinées à mouvoir la valvule bicuspide qu'existe, ainsi qu'il a été déjà dit, la communication de cette portion du ventricule avec la portion aortique.

» Les colonnes charnues du ventricule droit sont plus multipliées; mais moins volumineuses que celles du gauche. Elles n'affectent pas exactement la même direction, ni le même arrangement. Celles qui viennent s'insérer par leurs tendons, au bord libre de la valvule tricuspide, ne sont pas au nombre de deux seulement; on en compte trois principales : elles ne se partagent pas, à leur extrémité, comme celles du ventricule gauche, en faisceaux distribuant leurs filets tendineux, à deux lames opposées de la valvule. Les tendons de ces trois principales colonnes affectent d'ailleurs, la même marche divergente que ceux des colonnes du ventricule gauche, et forment ainsi une sorte de cône tendineux tronqué, dont la base est au pourtour de la valvule tricuspide.

« Outre les tendons fournis à cette valvule par les trois colonnes indiquées, elle en reçoit encore de petites colonnes disséminées çà et là, à la surface du ventricule ; il en est d'autres enfin qui naissent immédiatement des parois du ventricule, tout près du pourtour de l'orifice auriculo-ventriculaire droit.

» D'ailleurs, les colonnes qui envoient ainsi des tendons à la valvule tricuspide, ont évidemment les mêmes fonctions que celles qui se comportent d'une manière analogue à l'égard de la valvule bicuspide : elles constituent réellement les muscles *releveurs* ou *tenseurs* de la valvule triglochine. Ces muscles, en se contractant lorsque les trois lames de cette valvule sont abaissées, les tirent de la circonférence au centre par tous les points de leur contour, et par ce mécanisme, l'orifice auriculo-ventriculaire droit se trouve exactement fermé. Les colonnes et leurs tendons s'opposent, une fois que la valvule est ainsi redressée, à ce qu'elle puisse s'abaisser du côté des parois de l'oreillette correspondante. »

Nous arrêtons ici la description du centre circulatoire, les notions que nous avons données suffisent pour l'intelligence des phénomènes acoustiques que présente le jeu du cœur ; nous pensons que nos lecteurs nous sauront gré d'avoir rapporté textuellement ce passage de l'excellent ouvrage de M. Bouillaud, et principalement la description du mécanisme du jeu des valvules, qui joue un si grand rôle dans la formation des bruits du cœur.

Physiologie du cœur.

Le jeu du cœur, comme de tout organe musculaire, consiste essentiellement en des mouvemens. Ses mouvemens, causes des bruits que nous étudierons, sont ceux d'une double pompe aspirante et foulante qui distribue dans tout le corps le fluide nourricier.

Ils sont de deux sortes :

Les uns sont manifestes au toucher et à l'inspection du cœur à nu. Ce sont les mouvemens alternatifs de contraction et de dilatation des ventricules et des oreillettes, ou des réservoirs et des corps de la pompe.

Les autres sont cachés et ne se passent que dans une partie des cavités du cœur ; c'est le jeu des valvules, véritables soupapes organisées de cette belle machine vivante. Ils accompagnent les mouvemens ventriculaires dont ils ne sont qu'une conséquence.

M. Bouillaud les nomme *mouvemens valvulaires.*

C'est pendant que ces divers mouvemens s'exécutent qu'on entend le double bruit du cœur, analogue au tic-tac d'une montre ou au claquement des soupapes d'une pompe en action. Ces bruits sont appelés *bruits valvulaires* par le professeur déjà cité.

On donne le nom de *systole* au mouvement de contraction des ventricules et des oreillettes, et celui de *diastole* à leur mouvement de dilatation.

C'est par ces mouvemens que les ventricules remplissent à la fois l'office de corps de pompe et de piston.

Les mouvemens des oreillettes sont peu sensibles, et ne se propagent pas aux autres parties du cœur, tandis que ceux des ventricules sont très-énergiques, et opèrent une véritable locomotion de l'organe. Aussi n'est-ce qu'à ces derniers qu'on fait allusion, lorsqu'on dit que le cœur est en repos ou en mouvement.

Mais le principal de ces mouvemens est, sans contredit, la systole des ventricules, et principalement du ventricule gauche. Il constitue l'état actif du cœur, et est accompagné d'un phénomène que ne présentent pas les trois autres; c'est le choc ou le battement de la pointe du cœur contre les parois de la poitrine, entre les cinquième et sixième côtes. L'ébranlement qu'il produit dans la région précordiale est sensible à la main.

Pendant la diastole, le cœur s'éloigne des parois de la poitrine.

Ces quatre mouvemens de systole et de diastole se suivent et reviennent périodiquement. Chaque série de ces mouvemens, ou pour ainsi dire chaque révolution du cœur, offre donc une contraction des ventricules, et partant un battement de la pointe du cœur contre les parois de la poitrine. On compte les révolutions par les battemens, comme on aurait pu le faire par tout autre des mouvemens qui l'accompagnent, s'il eût été sensible à la région précordiale. On peut également compter les battemens par les pulsations artérielles avec lesquelles ils coïncident.

Les mouvemens valvulaires consistent dans l'abaissement et le redressement successifs des valvules auriculo-ventriculaires et artérielles pendant la systole et la diastole du cœur.

Les mouvemens de redressement et d'abaissement des premières coïncident avec les mêmes mouvemens inverses des secondes.

Après avoir étudié chaque mouvement en particulier, et pour ainsi dire en détail, examinons de quelle manière ils sont enchaînés les uns aux autres.

Tous ces phénomènes sont subordonnés aux mouvemens de contraction et de dilatation des ventricules, de même que dans une pompe l'abaissement et le soulèvement du piston déterminent tous les autres mouvemens.

Voici les effets principaux de la systole et de la diastole des ventricules.

Diastole des ventricules. — Les ventricules en se dilatant, aspirent le sang des oreillettes dans leur cavité, et le sang ne peut passer des oreillettes dans les ventricules sans abaisser les valvules auriculo-ventriculaires. L'afflux du sang en produisant la distension des ventricules en provoque la contraction.

Systole des ventricules. — Les ventricules ne peuvent se contracter sans presser de toute part la masse de sang qui les distend. Celle-ci, cherchant une issue partout, tend à s'échapper à la fois par les orifices auriculo-ventriculaires et artériels; mais comme la contraction a redressé les valvules auriculo-ventriculaires, repoussé de ce côté, le sang est forcé de s'échapper par les orifices artériels dont il abaisse les valvules. Une fois expulsé il ne peut plus rétrograder dans les ventricules; car en retombant des artères vers le cœur, il redresse les valvules, et, si je puis m'exprimer ainsi, c'est lui-même qui se ferme la porte.

Les mouvemens des oreillettes ne jouent pas un très-grand rôle dans le fonctionnement du cœur, ce sont en grande partie ceux d'un réservoir qui reçoit le liquide de conduits particuliers pour le transmettre au corps de pompe. Leur systole est une nouvelle cause qui favorise le passage du sang dans les ventricules; mais ce mouvement est bien peu énergique comme on peut l'induire de l'absence des valvules à l'embouchure des veines dans les oreillettes.

Il nous reste à connaître maintenant l'ordre de succession dans lequel ces divers mouvemens de systole et de diastole s'exécutent.

Voici les résultats des expériences faites par M. Hope sur des grenouilles, des lapins et des ânes.

Après son mouvement de dilatation, le ventricule reste dans un état de relâchement qu'on regarde comme le repos du cœur.

« Le premier mouvement du cœur qui interrompt l'intervalle de repos, c'est la systole de l'oreillette. Cette systole consiste en un mouvement de contraction très-léger et bref, plus considérable dans l'appendice qu'ailleurs, et se propageant vers le ventricule par une sorte de mouvement vermiculaire, dont la fin semble continuer avec la systole de ce ventricule. »

« La systole ventriculaire commence subitement, et est suivie de la diastole. On reconnaît, à la vue et au toucher, que la contraction du ventricule consiste en une secousse énergique et soudaine, accompagnée de la dépression du centre ou corps du ventricule. Le choc de la pointe du cœur contre les parois et la pulsation des artères les plus voisines du cœur sont isochrones à la systole ventriculaire; le pouls des artères éloignées du cœur, comme la radiale, suit la contraction ventriculaire à un intervalle à peine appréciable. »

« A la systole des ventricules succède leur diastole pendant laquelle ils reviennent par une expansion instantanée sensible au toucher et à la vue, au même état où ils étaient pendant le repos. Le mouvement de diastole est accompagné d'une légère rétraction des oreillettes et de l'éloignement de la pointe du cœur des parois de la poitrine, vient ensuite l'intervalle de repos pendant lequel les ventricules demeurent dans un état de plénitude sans distension ; après ce repos commence, avec la régularité la plus parfaite, la série des mouvemens indiqués ci-dessus. »

L'ensemble de ces mouvemens depuis l'instant de contraction des oreillettes inclusivement jusqu'au retour de cette même contraction exclusivement, occupe environ une seconde chez l'adulte.

Comme on le voit, cet espace se trouve divisé en trois tems.

La durée de chacun de ces tems a été fixée ainsi qu'il suit, par Laënnec, et vérifiée par M. Hope.

Premier tems. — Systole des ventricules, une demi-seconde.

Deuxième tems. — Diastole des ventricules, un quart.

Troisième tems. — Intervalle de repos des ventricules, l'autre quart (1).

---

(1) D'après cette évaluation, il ne resterait aucun intervalle particulier pour la systole des oreillettes que M. Hope plaçait cependant à part. Il est vrai qu'il déclare que cet instant est bref. Mais si petit qu'il soit, puisqu'il précède la contraction des ventricules

Nous venons de poser le rhythme du cœur. On entend par rhythme :

1°. La durée relative des battemens qui se succèdent,

2°. L'ordre dans lequel chaque battement complet ou chaque révolution du cœur, présente les deux mouvemens de systole et de diastole, et le repos principalement des ventricules ;

3°. La durée absolue de chaque battement complet ;

4°. La durée respective de chacun des trois temps, dans son rapport avec la durée totale d'un battement prise pour unité.

Telles sont les différentes circonstances des mouvemens du cœur qui concernent le rhythme ; elles sont loin d'être constamment les mêmes ; quelques-unes varient selon l'âge, le sexes, les individus. L'agitation, les courses, les passions de l'âme, leur impriment aussi des modifications passagères. Il est d'autres dérangemens qui ne s'observent qu'à l'état

---

et que la seconde entière est employée dans leur mouvement et dans leur repos, son instant doit coïncider avec la fin du tems assigné au repos du cœur.

anormal, et ce n'est que par l'auscultation qu'on peut découvrir le plus grand nombre de ces derniers.

Pour que le lecteur puisse embrasser plus facilement tous les élémens qui peuvent concourir à la formation des bruits du cœur, et découvrir la cause à laquelle ils appartiennent en dernier résultat, nous allons, dans un dernier tableau, récapituler tous les phénomènes principaux que produit le fonctionnement du cœur dans chacun des trois tems qui composent un battement entier, et assigner à chacun de ces tems ceux des phénomènes avec lesquels il coïncide, ou, en d'autres termes, rapprocher tous les phénomènes synchrones.

Durée d'un battement, une seconde.

Premier temps, demi-seconde. — Systole des ventricules et rétrécissement de la cavité ventriculaire.

Synchronisme ; glissement du cœur contre le péricarde ; choc de sa pointe contre les parois de la poitrine ; ébranlement des parois de la poitrine dans la région précordiale, sensible au toucher, à la vue et à l'oreille ; impulsion et frottement des parois ventriculaires contre le sang ; collision des molécules sanguines ; redressement et tension des valvules auriculo-ventriculaires; impulsion de l'onde sanguine contre les valvules auriculo-ventriculaires et léger soulèvement de ses valvules redressées, contre les valvules sygmoïdes, et abaissement de ses valvules projetées par le sang contre les parois des artères; expulsion du sang par les orifices artérielles et frottement du fluide contre les faces inférieures de leurs valvules et les parois des artères; pulsation artérielle; diastole de l'oreillette pendant la première moitié de ce tems; état de relâchement de cette partie pendant l'autre moitié.

Un des bruits du cœur coïncide avec cette première moitié du tems d'un battement.

Deuxième temps, un quart de seconde. — Diastole du ventricule; agrandissement de la cavité ventriculaire.

Synchronisme; glissement du cœur contre le péricarde; éloignement de sa pointe des parois de la poitrine (nul ébranlement pariétal n'est sensible); abaissement des valvules auriculo-ventriculaires, afflux du sang de oreillettes dans les ventricules, frottement du sang contre l'anneau tendineux qui borde les orifices ouverts, contre les faces supérieures des valvules abaissées, contre les parois ventriculaires; collision des molécules sanguines; redressement des valvules artérielles aussitôt après la contraction; réaction des parois artérielles sur le sang expulsé pendant la contraction, et choc en retour du sang contre les valvules sygmoïdes qu'il redresse; état de relâchement des oreillettes.

L'autre bruit du cœur se fait entendre pendant la dilatation, il n'est séparé du premier que par un silence inappréciable.

Troisième tems, un quart de seconde. — Repos ou état de relâchement des ventricules, suivi sur la fin de la contraction des oreillettes. Passage du sang des oreillettes dans les ventricules; distension des ventricules; occlusion des orifices artériels.

Auscultation du cœur à l'état normal.

Chaque battement complet du cœur présente donc à l'auscultation deux bruits successifs dont l'un correspond au mouvement de systole, l'autre au mouvement de diastole des ventricules.

Le terme de comparaison le plus approchant qu'on puisse donner de ces bruits, est le *tic-tac* d'une montre ou le double *claquement* d'une soupape.

Le *premier bruit* est ordinairement sourd, moins frappé, plus prolongé que l'autre. Il est facile de reconnaître qu'il est isochrone à l'impulsion de la pointe du cœur contre la paroi pectorale, à la pulsation artérielle, et par conséquent à la systole ventriculaire (1).

Le *second bruit*, plus court, plus clair que le premier, correspond à la diastole du ventricule; Laënnec l'a comparé au bruit d'un chien qui lappe et au bruit de soupape d'un soufflet. Sa ressemblance avec le claquement d'une soupape est en effet plus grande que celle du bruit précédent.

Le tic-tac du cœur s'entend beaucoup mieux chez les sujets maigres et nerveux que chez les sujets gras et pléthoriques; mais il est impossible d'indiquer toutes les nuances qu'il peut présenter selon les âges, le sexe, les individus, l'état de calme ou d'agitation des sujets; il est telles de ces nuances qui se refusent à une description précise, et que l'expérimentation peut seule apprécier.

Lorsque le pouls est fréquent, ces deux bruits se succèdent avec tant de rapidité qu'ils semblent retentir plutôt simultané-

---

(1) S'il existe quelque intervalle entre le pouls des artères très-éloignées du cœur et le bruit dont il s'agit, cet intervalle est à peine appréciable. Toutefois, ainsi que nous le verrons, M. Pigeaux a soutenu que le premier bruit qu'il appelle *bruit inférieur* est isochrone à la dilatation ventriculaire.

ment que successivement, néanmoins ils ne se confondent pas, et l'oreille peut toujours les distinguer tous les deux. Si le pouls est lent, elle peut même saisir un léger intervalle de *silence* qui les sépare.

A ce double bruit succède un *silence* plus long que le premier, correspondant au repos des ventricules. Comme le premier silence, celui-ci est d'autant plus long que les battemens sont moins fréquens.

Il est rare que le retentissement des bruits du cœur soit borné à la région précordiale chez les sujets maigres, chez ceux dont la poitrine est étroite, et même chez les enfans, on entend ces bruits dans toutes les régions de la poitrine, même dans la région postérieure droite. On les entend même très-bien sur les parties latérales du cou.

Cette transmission se fait à travers les parois pectorales et les organes qu'ils contiennent; si ces différentes parties étaient douées d'une égale conductibilité chez tous les sujets, on pourrait mesurer l'intensité des bruits du cœur par l'étendue dans laquelle ils s'entendraient à la surface de la poitrine; mais il est une foule de circonstances indépendantes du cœur, telles que la maigreur, l'embonpoint, les lésions des organes, qui changent la conductibilité des parois, et empêchent de tirer parti de ce point de vue théorique.

Les bruits du cœur s'élèvent quelquefois à un tel degré d'intensité dans quelques palpitations passagères, qu'on peut les entendre à quelque distance des parois de la poitrine.

En général, les bruits des battemens du cœur diminuent graduellement à mesure qu'on s'éloigne de la région précordiale. Le premier bruit a son *maximum* d'intensité immédiatement en dessous et un peu en dehors du sein dans le point correspondant aux orifices et aux valvules auriculo-ventriculaires; l'autre, au contraire, s'entend mieux au-dessus et en dedans du sein dans le point correspondant aux valvules sygmoïdes.

Mais les différences de densité, d'élasticité et de compacité de la poitrine en différens points, rendant inégale la conductibilité de ses diverses parties, déplacent souvent le siége qu'occupe le *maximum* d'intensité.

L'ébranlement que l'impulsion de la pointe du cœur imprime aux parois de la poitrine est sensible à l'oreille comme tout mouvement qui peut se percevoir au toucher.

Diverses théories ont été proposées pour l'explication des bruits anormaux dont nous venons de parler; nous allons les exposer rapidement dans l'ordre de leur ancienneté.

Première théorie.

La plus ancienne, celle qui se trouve consacrée dans les ouvrages de Galien, de Harvey, dans Senac, Haller, Bichat, et surtout dans Corvisart, attribue les bruits du cœur au raccourcissement successif de ses fibres musculaires.

Laënnec embrassa l'opinion reçue qui lui parut sanctionnée par les expériences de Wollaston et du docteur Erman sur le bruit que rendent les fibres musculaires pendant leur contraction.

L'auteur de l'auscultation pensait que le premier bruit du cœur dépend de la contraction des fibres des ventricules, et le deuxième bruit de la contraction des fibres des oreillettes. Plus tard, les expériences du docteur Barry, ayant démontré que les oreillettes sont presque immobiles, et qu'elles restent dans une dilatation ou dans une plénitude permanente, Laënnec eut recours à la contraction des appendices des oreillettes, pour rendre raison du deuxième bruit du cœur.

D'après Laënnec, la systole ventriculaire, cause du premier bruit, est le premier mouvement.

Le deuxième mouvement est la diastole ventriculaire qui coïncide avec la systole de l'oreillette, cause du deuxième bruit.

Puis vient le repos ou l'état d'inaction des ventricules.

Il serait trop long de vouloir s'attacher à faire ressortir tous les vices d'une théorie qui ne repose que sur des données purement hypothétiques.

Les inductions de l'analogie sont trop trompeuses, surtout lorsqu'elles ne se rattachent pas à d'autres preuves.

Et si ce n'est pas abuser de l'analogie que d'induire des bruits de certains muscles pendant leur contraction, aux bruits d'autres muscles qui se refusent aux expériences directes, c'est méconnaître la portée de ce genre de preuves que d'en admettre les indications sans autre contrôle.

En second lieu, les muscles qui rendent des bruits pendant leur contraction, n'ont jamais produit, de l'aveu de Laënnec, un phénomène analogue au tic-tac du cœur; c'est un *bruit rotatoire*, analogue à celui d'une voiture qui roule dans le lointain, comme on peut s'en assurer en appliquant l'oreille sur le poignet, et en serrant fortement le poing, ou un bruit de *soufflet* analogue à celui que présentent le cœur et les artères dans certaines affections, et qu'on peut observer en appuyant l'oreille sur un oreiller, et en contractant et relâchant alternativement les muscles masséters.

Deuxième théorie.

Plus tard, M. le docteur Pigeaux avança une autre opinion; d'après ce médecin, les bruits du cœur dépendent du choc du sang contre les parois de cet organe et des gros vaisseaux, et la contraction, soit des ventricules, soit des oreillettes, n'est qu'une simple coïncidence, et ne concourt que médiatement à la formation de ces bruits.

Voici, d'après M. Pigeaux, l'ordre des mouvemens du cœur.

Le sang, arrivé dans les oreillettes, les dilate sans bruit, puis celles-ci se contractent aussi silencieusement et lancent le sang contre le fond des ventricules dilatés, dont les parois vibrent et rendent le premier bruit, nommé par M. Pigeaux, *bruit inférieur*.

Au premier bruit succède un silence très-court, ayant pour mesure l'instant de contraction des ventricules. Le sang, chassé des ventricules par cette contraction subite, vient frapper la base de l'artère pulmonaire et de l'aorte, et cette percussion donne lieu au second bruit ou *bruit supérieur*.

Au second bruit succède le repos signalé par Laënnec, suivi de la contraction aphone des oreillettes avec laquelle recommencent les mêmes mouvemens. Cet intervalle aphone qui sépare les bruits de deux battemens, a été désigné plus exactement par M. Pigeaux sous le nom de *silence*.

L'auteur combat avantageusement l'opinion ancienne; l'analogie lui suffit pour contester la formation des bruits du cœur par la contraction de ses fibres, lorsque la contraction du muscle le plus volumineux, comme le grand fessier, ne donne jamais lieu à un son aussi élevé dans la gamme que les bruits du centre circulatoire.

D'un autre côté, ajoute-t-il, lorsque les ventricules se contractent, le cœur est rempli de sang, et ce n'est pas non plus cette réaction ou ce choc concentrique des parois du cœur contre le liquide intérieur qui est capable de produire un son élevé. Il appuie cette conclusion par l'expérience suivante. Si l'on plonge la main dans un vase sonore rempli de liquides, la contraction brusque et énergique de la main ne donne lieu à aucun bruit, tandis que le liquide que peut contenir la main, projeté par saccades contre les parois du vase en fait sortir des sons.

C'est donc à la réaction excentrique du liquide intérieur contre les parois du cœur, qu'il faudrait attribuer le premier bruit.

Pour prouver que le premier bruit se forme bien dans le fond des ventricules, et le deuxième contre les bases des gros vaisseaux, M. Pigeaux soutient que les points où les bruits du cœur offrent leur *maximum* d'intensité, sont toujours à une distance de deux à trois pouces l'un de l'autre (1).

Cette circonstance est loin de se présenter constamment, comme l'a fait remarquer M. Bouillaud. On sait d'ailleurs que ces points peuvent se déplacer, s'approcher, s'éloigner, selon les accidens de conductibilité qui peuvent survenir dans les diverses parties de la poitrine.

Nous pourrions objecter à M. Pigeaux que si les bruits normaux du cœur étaient bien dus à la cause qu'il leur assigne, ils resteraient les mêmes, ou à peu de chose près, ou ne disparaîtraient pas du moins entièrement dans les grandes lésions des valvules.

Or il n'en est pas ainsi, dit M. Bouillaud,

---

(1) *Voir* les deux lettres de M. Pigeaux, annotées par M. Bouillaud. *Journal Hebdomadaire*, an 1834, tome 1er, no 10 et 11.

et tout au contraire les lésions dont il s'agit, particluièrement les indurations de diverses espèces des valvules, font cesser complètement ou presque complètement les bruits normaux du cœur, et donnent naissance à ces bruits accidentels, que l'on connaît sous le nom de bruit de soufflet, de râpe, de scie, de lime, etc.

Nous ne voulons pas réfuter d'avantage, par des raisonnemens, une théorie qui se trouve en contradiction avec des faits positifs, car il est positif et facile à vérifier que le premier bruit du cœur est isochrone à la systole ventriculaire.

Troisième théorie.

M. Hope, médecin anglais, pour éclairer les recherches auxquelles il s'est livré sur le mécanisme des bruits du cœur, a fait plusieurs expériences sur différens animaux, et principalement sur les ânes.

Il commençait d'abord à priver ces animaux de sensibilité et de mouvement en leur portant un coup violent sur la tête, et entretenait ensuite une respiration artificielle, au moyen d'un grand soufflet dont le canon était introduit par une ouverture dans la trachée.

Après avoir pris cette précaution pour ralentir et rendre plus réguliers les battemens du cœur, il sciait près du sternum les côtes gauches, et les rejetait en arrière, de manière à découvrir complétement le centre circulatoire.

Voici ce qu'il a observé :

1°. Que le cœur distendu ou non est toujours plein ;

2°. Que ce sont les oreillettes qui se contractent les premières, mais à peine dans leur cinquième partie, et que leur contraction se propage aux ventricules ; de sorte que les contractions de ces deux parties du cœur ressemblent plutôt à un mouvement continu qu'à deux mouvemens successifs.

Le ventricule qui est continuellement plein de sang, comme nous l'avons déjà dit plus haut, se distend en recevant les nouvelles quantités qui lui viennent des oreillettes.

La distention des ventricules détermine aussitôt leur contraction. Celle-ci a pour résultat immédiat la collision des colonnes sanguines et leur brisement, favorisé en outre par les inégalités de la surface interne des ventricules. C'est à cette collision des colonnes molécules sanguines qu'est dû le premier bruit.

Lorsque le cœur une fois contracté revient

sur lui-même, le sang retombe des oreillettes dans les ventricules, frappe leurs parois, et donne naissance au deuxième bruit.

On voit que M. Hope assigne au deuxième bruit la même cause que M. Pigeaux assignait au bruit supérieur.

L'idée de la formation du premier bruit par la collision ou le choc des molécules sanguines est ingénieuse, et il nous paraît étrange qu'après avoir admis ce principe, M. Hope ait cherché une autre cause du deuxième bruit.

Le raisonnement de M. Bouillaud contre l'hypothèse qui attribue la formation du premier bruit à la chute du sang des oreillettes dans les ventricules, conserve toute sa force contre celle qui place la formation du second bruit dans le même mouvement. Il combat aussi bien l'hypothèse de la formation du premier bruit par la collision des molécules sanguines (1).

Nous avons exposé plus haut le résultat des expériences directes de M. Hope sur le rhythme du cœur.

---

(1) *Journal Hebdomadaire*, tome 2, n° 25, année 1834. *Recherches expérimentales sur les bruits du cœur;* par M. Hope, avec des notes de M. Bouillaud.

Quatrième théorie.

Presque en même temps que le médecin anglais publiait ses recherches sur le cœur. M. Marc d'Espine proposa une théorie tout-à-fait analogue à celle de Laënnec.

M. Marc d'Espine trouve dans l'action seule des parois musculaires des ventricules, pendant leur mouvement de contraction et de dilatation, la solution du problème des bruits du cœur que Laënnec attribuait partie aux oreillettes, partie aux ventricules.

Les recherches de M. Marc d'Espine sur le rhythme l'ont conduit aux mêmes résultats que M. Hope.

Cinquième théorie.

Une autre théorie assez répandue aujourd'hui est celle de M. Magendie. Cet illustre physiologiste prétend que le premier bruit résulte de la percussion des parois thoraciques par la pointe du cœur pendant la contraction des ventricules et le deuxième de la percussion des mêmes parois par la face antérieure de cet organe pendant la dilatation des ventricules.

L'auteur allègue en faveur de sa théorie :

1°. Que, dans les épanchemens considérables du péricarde, où les parois thoraciques sont séparées du centre circulatoire par le liquide, on n'entend pas les bruits de cet organe.

2°. Que, dans une hypertrophie notable, ces bruits n'existent pas non plus, parce que le cœur n'a pas assez de champ pour choquer les parois de la poitrine.

3°. Qu'en enlevant le sternum chez les animaux, on cesse d'entendre les bruits du cœur.

Ces faits, s'ils n'étaient controuvés, rendraient difficiles la réfutation de cette théorie; mais ils renferment au moins plusieurs exagérations.

Nous avons eu bien souvent occasion de voir des péricardites avec épanchement, et pourtant les bruits du cœur étaient toujours sensibles, quoique un peu plus sourds qu'à l'état normal.

Nous avons constaté la même exégération dans les hypertrophies considérables, et si dans ces deux cas les bruits sont un peu plus sourds qu'à l'état normal, cette différence dépend de ce qu'ils sont étouffés par la présence des liquides ou par l'épaisseur des parois des ventricules.

Mais nous sommes loin de contester que la sonoréité des parties environnantes du cœur, ait une grande influence sur le retentissement

tissement de ses bruits, et qu'elle ne puisse même, dans quelques cas, causer des bruits anormaux, comme nous en citerons un exemple.

C'est pourquoi, chez les animaux d'une petite stature où ces bruits, quoique déjà renforcés par les parties environnantes, ne s'entendent que faiblement, il n'est pas étonnant que ces bruits disparaissent après l'enlèvement du sternum.

Cependant les expériences de M. Bouillaud lui ont appris que cette disparition n'était qu'une illusion. Ce célèbre professeur a entendu distinctement les bruits du cœur sur un coq et sur deux lapins, après leur avoir enlevé le sternum.

Nous sommes parvenus également, avec notre estimable confrère et ami M. Descleaux, à les observer tout récemment sur un lapin, quoique nous n'ayons pu le faire, il y a un an sur un chat. M. Hope, en Angleterre, les a pu constater sur cinq ânes qui furent l'objet de ses expériences.

A ces faits, qui attaquent directement la base de la théorie de M. Magendie, nous ajouterons une observation qui la détruit péremptoirement. La voici :

Il nous est arrivé plusieurs fois d'entendre,

outre les deux bruits normaux du cœur, un troisième bruit provenant de la percussion des parois thoraciques par la pointe de cet organe ; il se rencontre assez souvent chez les personnes maigres.

Le dernier bruit, que nous connaîtrons plus tard sous le nom de tintement métallique, est essentiellement différent des bruits normaux du cœur, et s'il est incontestable qu'il appartient à la percussion de la poitrine par la pointe du cœur, on ne peut assigner le même mécanisme à des bruits de nature tout à-fait différente.

Sixième théorie.

Une sixième et dernière théorie a été proposée tout récemment par M. le docteur Rouanet.

Voici quels sont, d'après ce médecin, le rhythme et le mécanisme des battemens du cœur (1).

Premier tems, contraction. — Aussitôt que le ventricule commence à se contracter, le sang pressé de toute part redresse les gran-

(1) *Analyse des bruits du cœur*, thèse soutenue à la Faculté de Médecine de Paris, par M. Rouanet, en 1832, n° 252.

des valvules, qui se choquent par leur face opposée. (Le premier bruit est produit). — Il soulève les valvules sygmoïdes, s'échappe dans les gros troncs artériels qu'il redresse, dans toutes les artères qu'il distend; de là le choc du cœur contre le thorax et le pouls.

Deuxième tems, dilatation. — La contraction est à peine terminée que la dilatation commence; le vide tendant à se faire dans le ventricule, il y a aspiration sur les deux orifices; les artères distendues réagissent sur le sang qui revient brusquement contre les valvules sygmoïdes. (Le deuxième bruit est produit.)

Dans le même tems, les grandes valvules sont abaissés par le sang des oreillettes. Le ventricule se remplit.

» Le premier bruit, dit M. Rouanet, se fait entendre au commencement de la contraction ventriculaire. C'est ce qui a fait croire que celle-ci en était la cause. Ce bruit est fort; il est en rapport avec l'énergie des ventricules; il est plus sourd que le second; les valvules qui le produisent sont plus larges, les parois qui le reçoivent plus épaisses.

» Le second bruit est plus clair, parce que les valvules sont plus petites, plus minces et fixées à des parois plus sonores.

» Le choc dans le sens qu'on l'entend ordinairement, et qui résulte de la rencontre de deux corps, ne peut être, selon M. Rouanet, la seule cause du bruit des valvules. Des expériences nombreuses lui ont appris que toute membrane passant de la flaccidité à une distension subite, rend toujours un son qui varie selon les circonstances. Sa force est en raison de celles qui distendent la membrane, son éclat augmente avec la finesse et l'inextensibilité du tissu qui la compose; la largeur, l'épaiseur, l'extensibilité de la membrane, rendent le son plus sourd. Sous le rapport de leur lenteur et de leur jeu, les valvules auriculo-ventriculaires réunissent les conditions les plus favorables à la production du bruit. Elles sont minces, résistantes, inextensibles; elles passent en un instant de la flaccidité la plus complète à une distension subite et violente, résultat de l'expulsion du sang et de la tension des nombreux tendons, qui, de leur bord ou de leur face ventriculaire, vont s'attacher au sommet de plusieurs colonnes charnues. Par conséquent, soit que nous considérions dans les valvules une surface qui va brusquement heurter contre une autre surface, soit que nous y voyons une membrane éminemment sonore soumise à une tension forte et instantanée, nous serons forcés de convenir que là il y a un bruit perceptible à l'oreille. »

L'exposition de la théorie de M. Rouanet, disons-le, est la meilleure réfutation qu'on puisse apporter des théories précédentes.

En effet, de tous les mouvemens qui se passent dans le jeu du cœur, le mouvement valvulaire est, sans contredit, aussi propre à produire un bruit qu'aucun des élémens invoqués précédemment.

Ce fait est prouvé, et par les expériences de M. Rouanet, et par celles que nous faisons chaque jour avec les pompes hydrauliques ou pneumatiques, dont le jeu offre tant d'analogie avec le fonctionnement du cœur.

D'un autre côté, la nature particulière de ces buits les rapproche tellement du claquement des soupapes de diverses machines que Laënnec, dont l'opinion ne peut être suspecte ici, a comparé l'un d'eux au bruit de soupape d'un soufflet.

Au contraire, ni les contractions et les dilatations musculaires, ni l'afflux du sang des oreillettes dans les ventricules et le frottement de l'onde sanguine contre les parois des gros vaisseaux, ni la collision moléculaire, ni la percussion de la pointe ou de la base du cœur contre les parois de la poitrine, toutes ces circonstances fussent-elles propres à engendrer des bruits, ne produiraient pas le double claquement des valvules ou le tic-tac du cœur.

Mais la physiologie pathologique du cœur ne vient-elle pas nous donner une preuve directe et irrécusable, du bruit valvulaire? Nous lisons dans M. Bouillaud : « Tant que les valvules peuvent librement et pleinement jouer, quelles que soient les maladies du cœur, elles ne sont point accompagnées d'une profonde et radicale altération dans les bruits du cœur; il ne s'ensuit qu'une augmentation ou une diminution plus ou moins considérable de ces bruits; que les altérations du cœur, au contraire, soient telles que les valvules ne puissent jouer normalement; que, par exemple, ces altérations atteignent comme il est si fréquent, ces soupapes organisées elles-mêmes. Aussitôt vous observerez dans les bruits du cœur, de constantes et profondes modifications; et ils disparaîtront même quelquefois entièrement pour être remplacés par d'autres, tels que le bruit de soufflet, de scie, de râpe, de sifflement. »

La théorie de M. Rouanet, montrant sous le même point de vue la production des bruits normaux et des bruits anormaux, et en rapprochant autant que possible, le mécanisme des uns et des autres, offre une unité et une extension aussi satistaisantes pour l'esprit qu'utiles pour la pratique. C'est pourquoi nous la proposons surtout aux praticiens auxquels elle doit inspirer d'autant plus de confiance qu'elle est professée par M. Bouillaud, dont les recherches sur les maladies du cœur sont si habiles et si connues.

Cependant ce célèbre praticien pense que M. Rouanet s'est montré un peu exclusif en rapportant le premier bruit uniquement au jeu des valvules auriculo-venticulaires, et que dans la formation du premier bruit du cœur, il faut également tenir compte du brusque refoulement des valvules sygmoïdes contre les parois de l'aorte et de l'artère pulmonaire.

De même pour le second bruit, M. Bouillaud est porté à croire que l'abaissement soudain des valvules auriculo-venticulaires qui s'opère en même tems que le redressement des sygmoïdes n'est pas étranger à sa formation. (1)

M. Piorry a fait aussi plusieurs expériences pour éclairer le mécanisme des bruits du cœur. Ce praticien dit avoir entendu distinctement ces bruits, en faisant arriver un courant d'eau dans la cavité de cet organe, après avoir excisé les valvules; et il conclut de ces expériences que l'intensité et peut-être la nature des bruits produits dans le cœur proviennent de beaucoup d'élémens :

1°. De la force et de la rapidité avec laquelle le sang est poussé;

2°. De l'épaisseur du cœur;

3°. De la dimension des orifices;

4°. De la diminution de la cavité où passe le sang;

5°. De la dureté du cœur qui se contracte;

6°. Du rétrécissement que la contraction des fibres charnues peut déterminer dans l'espèce de tuyau que forme le cœur, et le passage du sang à travers cet organe.

Nous nous contentons du simple exposé de ces faits.

---

(1) *Traité clinique des maladies du cœur*, en 1835, pages 135 et 136.

AUSCULTATION DU COEUR A L'ÉTAT MORBIDE.

Bruits anormaux.

Si le jeu des valvules est cause des bruits normaux, il est clair que les lésions qui attaquent la conformation de ces parties, ou en modifient le jeu, porteront également sur les bruits du cœur. D'un autre côté, si les mouvemens isochrones au jeu des valvules, tels que le glissement du cœur contre le péricarde, le battement de sa pointe contre les parois de la poitrine, le passage du sang contre les parois des ventricules et contre les faces des valvules; si tous ces mouvemens sont aphones à l'état normal, l'esprit y reconnaît cependant des élémens de bruit; et ces élémens, ne peuvent-ils pas puiser leur développement complet dans les lésions, soit organiques, soit physiologique, du centre circulatoire, et produire de nouveaux bruits dans la région précordiale.

Enfin la rétrogadation du sang des ventricules dans les oreillettes, et des artères dans les ventricules, mouvement qui n'existe pas à l'état normal, mais qui résulte de certaines lésions des valvules, ne peut-elle pas produire des bruits anormaux, ainsi que le font les autres mouvemens du sang dans des lésions analogues du centre circulatoire.

Nous verrons plus tard que toutes ces inductions se vérifient; mais occupons-nous d'abord des simples modifications des bruits valvulaires.

Il serait difficile, ou plutôt impossible de tracer une limite précise entre les diverses nuances normales et anormales, soit d'intensité, soit de timbre, que peuvent présenter les bruits valvulaires.

Rien ne varie comme *l'intensité* de ces bruits; quelquefois ils sont si intenses qu'ils imitent le tic-tac lointain d'un moulin, et qu'on peut les entendre à distance; dans d'autres cas ils sont si peu marqués qu'on ne les distingue qu'avec beaucoup d'attention.

En général, les bruits du cœur sont d'autant plus intenses, que la force avec laquelle se meuvent les valvules et les ventricules est plus considérable, que la tension des valvules est augmentée, et que leur épaisseur, et par conséquent celle des ventricules est moindre.

Les bruits valvulaires offrent quelquefois

un caractère remarquable, c'est un *timbre* parcheminé analogue un *claquement sec, dur* et *clair* de deux lames de parchemin choquées fortement et brusquement l'une contre l'autre, et qui a paru à M. Bouillaud, coïncider avec un épaisissement hypertrophique réuni à la rigidité des valvules.

D'autres fois, au contraire, les bruits du cœur sont comme *âpres*, *enroués*, *étouffés*. D'après l'observateur à qui nous empruntons ces détails, ce dernier timbre coïnciderait avec un état de boursoufflement et de flaccidité des valvules, et ne serait qu'un degré inférieur du bruit de souffle dont il précède ou suit très-souvent l'apparition. M. Bouillaud a observé en outre, que chaque fois que ce bruit *tournait* au bruit de souffle, cela tenait à quelques incrustations ou à des végétations sur les valvules.

Mais dans toutes les modifications que nous venons de citer, comme dans toutes celles qui n'empêchent pas de reconnaître le tic-tac valvulaire on peut être assuré que les lésions des valvules ne s'opposeront pas à leur libre jeu.

Et réciproquement chaque fois que les lésions des valvules n'atteindront pas leur mouvement, les bruits valvulaires ne seront jamais complètement effacés.

Les bruits anormaux dont la formation ne sera pas incompatible avec le libre jeu des valvules, peuvent donc exister dans la région précordiale en même tems que les bruits normaux....

Mais aussitôt que les lésions des valvules s'opposeront à leur libre mouve ment, les bruits normaux cesseront de se faire enendre, et seront remplacés par d'autres bruits.

I. Le bruit anormal qui remplace le plus souvent le *tictac* du cœur, est le bruit de *souffle*, dont l'apparition précède même souvent l'extinction des bruits valvulaires.

Le bruit de souffle proprement dit, n'est qu'une variété du bruit de *soufflet* générique de Laënnec; les autres variétés observées par cet auteur, sont les bruits de *scie* et de *râpe* ou de *lime à bois*. Tous ces bruits ont pour caractère commun un véritable souffle. Il en est de même du *bruit sibilant* ou *sibilus* observé par M. Bouillaud, qui ne le regarde que comme un degré plus aigu du bruit de soufflet, et qui met entre eux la même différence qu'entre *souffler* et *siffler*.

Les bruits de *souffle*, de *scie*, de *rape*, et le *bruit sibilant*, sont faciles à imiter en expulsant l'air avec plus ou moins de force à travers l'orifice de la bouche à demi-fermée;

leurs noms sont d'ailleurs la meilleure description qu'on puisse leur donner.

Il est cependant une espèce de bruit de soufflet qui ressemble plus au bruit qui accompagne l'aspiration d'une petite colonne d'air qu'à celui de son expulsion.

Quelle est la cause de ces différens bruits anormaux?

Laënnec, qui ne prenait que la mesure absolue des orifices du cœur, et qui avait observé plusieurs fois le bruit de souffle dans des cas où le diamètre absolu des orifices était resté normal, fut conduit à cette conclusion : que les bruits anormaux « ne sont liés à aucune lésion des organes dans laquelle on puisse trouver leur cause. »

L'auteur de l'auscultation, en voulant ensuite expliquer le bruit de soufflet par un simple *spasme*, a fait ce que font encore aujourd'hui la plupart des médecins, en donnant l'attribut d'état nerveux à une affection dont ils ne connaissent pas la nature.

Si les dispositions organiques et les conditions physiologiques du cœur nous ont donné les causes physiques des bruits valvulaires, n'allons pas chercher la raison des bruits anormaux ailleurs que dans des lésions organiques et physiologiques.

Un bruit, un mouvement vibratoire, suppose, en dernière analyse, deux élémens : 1° *L'instrument* des vibrations, l'élément qui vibre ; 2° *L'agent* des vibrations, ou le moteur qui les provoque.

Les parois du cœur, et surtout les valvules, peut-être aussi le sang, sont le principal instrument, le principal siége des vibrations.

Le mouvement du sang, résultat des contractions et dilatations ventriculaires, devient le principal agent des vibrations.

Il suit de là que toute modification un peu grave de la conformation du cœur, et du mouvement du sang, porte nécessairement sur les bruits du cœur.

C'est ce qu'a démontré M. Bouillaud par les faits les plus positifs.

Il résulte des travaux de cet habile professeur : 1° que si le rétrécissement organique des orifices n'est pas l'unique lésion qui puisse donner lieu au bruit de soufflet, elle en est du moins la cause la plus fréquente ; au point que sur vingt cas où l'on observe ce bruit, dix-neuf cas offriront le rétrécissement.

2° Que dans tous les cas le bruit de souffle peut être rapporté à une seule et même condition à savoir : au *surcroit de frottement* pendant le passage du sang à travers les orifices ou les cavités du cœur.

C'est ainsi qu'on produit le bruit du soufflet dans une artère, en la comprimant avec un peu de force pour qu'elle éprouve un frottement plus considérable pendant le passage du sang.

On entendra donc le bruit de soufflet dans toutes les lésions qu'elles quelles soient, qui auront pour résultat d'augmenter le frottement de la colonne sanguine contre les parois des orifices ou des ventricules.

Voici les différentes espèces de lésions dans lesquelles M. Bouillaud a entendu le souffle :

1°. Lorsque des concrétions sanguines se trouvent sur le passage du sang, soit dans les orifices, soit même dans les ventricules.

2°. Dans les cas de rétrécissement de l'orifice aortique, soit congéniale, soit acquise indépendamment de l'état des valvules.

3°. Dans les cas où, sans rétrécissement des orifices, les valvules recouvertes de végétations, ou incrustées de plaques calcaires ou cartilagineuses, présentaient une surface inégale, ou, lorsque seulement boursoufflées, elles ne pouvaient fermer exactement leur orifice : premier cas d'insuffisance.

4°. Dans deux cas, ou sans rétrécissement de l'oriffice auriculo-ventriculaire correspondant, les valvules auriculo-ventriculaires avaient contracté des adhérences avec les parois voisines, adhérences qui, s'opposant à leur libre redressement, produisaient un second cas d'insuffisance.

5°. Dans quelques cas de dilatation des orifices auriculo-ventriculaires participant à la dilatation des ventricules, un trisième cas d'insuffisance.

6°. Quelquefois, mais non d'une manière permanente, dans les hypertrophies considérables du ventricule gauche, avec dilatation de sa cavité. C'est à la suite de fatigues et d'émotions morales que le bruit de soufflet s'entend le mieux dans ce dernier cas.

7°. Quelquefois chez les individus chlorotiques, nerveux, anémiques le bruit de soufflet coïncide avec des accès de palpitation.

8°. Dans des cas d'hémorragies copieuses.

Enfin, on peut admettre par théorie la possibilité de la formation du bruit de soufflet, dans les cas de compression du cœur, par un épanchement du péricarde ou par une tumeur quelconque.

Il est évident que, dans tous ces cas, la lésion, soit organique, soit fonctionnelle, aboutit toujours à un surcroît de frottement.

Dans les deux premiers cas ce surcroît est manifeste. Dans les troisième et quatrième cas, les valvules ne pouvant fermer exactement leur orifice pendant la dilatation, à raison de l'inégalité de leur surface, permettaient au sang de refluer des ventricules dans les oreillettes, et ce reflux à travers un orifice étroit ; devait produire naturellement un frottement plus ou moins remarquable.

Il en est de même dans le cinquième cas où la circonférence des orifices dilatés retirait en dehors la base des valvules, et ne leur permettait plus de couvrir complètement leur orifice. Le sang refluant alors des ventricules dans les oreillettes par l'intervalle assez étroit compris entre le bord libre des valvules, produisait un frottement assez considérable pour donner lieu au bruit de soufflet.

Dans le sixième cas, le cœur n'offrait pas de lésion organique : mais l'énergie des contractions ventriculaires et la force proportionnelle avec laquelle le sang était lancé contre les orifices, suffisent pour expliquer un surcroît de frottement.

Le souffle des chlorotiques rentre tout-à-fait dans la cinquième catégorie. En effet, rien n'est plus fréquent que de trouver dans cette affection la dilatation des ventricules avec amincissement des parois.

Enfin, M. Bouillaud croit pouvoir attribuer le bruit de soufflet qui s'entend à la suite des hémorragies copieuses, « à la vivacité convulsive avec laquelle une petite colonne de sang est expulsée par le cœur à travers une cavité et un orifice devenu fort étroit, en raison du retrait du cœur sur lui-même pour se mouler, en quelque sorte, à la petite quantité de sang qu'il recevait. »

Il est donc bien positif aujourd'hui que le bruit de soufflet ne dépend pas d'une seule et même lésion; que plusieurs conditions anatomiques et même des conditions purement physiologiques, peuvent lui donner naissance, pourvu que ces conditions soient capables de produire un surcroît de frottement qui est l'élément commun de tous ces bruits.

Mais parmi ces diverses conditions, il en est qui ne donnent lieu qu'à de certaines et invariables espèces de bruit de soufflet. Ainsi l'observation a appris que c'est uniquement dans les cas de rétrécissement des orifices du cœur, par induration des valvules que l'on entend les bruits de *rape*, de *scie* et le *sifflement*, ou *sibilus musical*. Au contraire, le bruit de souffle peut s'entendre dans toutes les lésions que nous avons rapportées.

Lorsque le bruit de souffle accompagne un rétrécissement organique des orifices, ce rétrécissement coïncide, comme l'a déjà remarqué Laënnec, avec une induration des valvules, plutôt fibreuse ou fibro-cartilagineuse qu'osseuse, avec la surface plutôt unie des valvules que raboteuse, avec un rétrécissement peu prononcé, et avec des contractions ou des dilatations ventriculaires d'une force moyenne, plutôt qu'avec des mouvemens énergiques.

Les conditions des bruits de scie ou de râpe sont tout-à-fait opposées. Ces bruits s'entendent principalement dans les cas de rétrécissement considérable des orifices, et coïncident avec une surface raboteuse des valvules et des mouvemens énergiques du cœur.

Ces derniers bruits sont le retentissement, soit des vibrations excitées dans les parois rugueuses pendant le passage du sang, soit des vibrations que subit la colonne sanguine elle-même en se brisant contre ces surfaces inégales.

Le *sibilus* ou *bruit sibilant* qui, comme nous l'avons dit, n'est qu'un ton plus aigu du bruit de souffle doit dépendre aussi d'un rétrécissement, mais plus considérable que celui qui accompagne les autres variétés de bruit de soufflet. En effet, dans un cas où M. Bouillaud avait rencontré un sifflement très-distinct, il trouva à l'autopsie un rétrécissement tellement prononcé de l'orifice auriculo-ventriculaire gauche, qu'il ressemblait à une fente n'ayant que trois lignes d'étendue dans son plus grand diamètre.

Nous avons omis de dire précédemment qu'il est impossible à l'état normal de distinguer les bruits qui appartiennent à la moitié gauche du cœur de ceux qui sont produits dans la moitié droite, et, par conséquent, d'assigner au retentissement de chacun d'eux un lieu particulier dans la région précordiale.

Mais si un bruit anormal a son *maximum* d'intensité au-dessous du mamelon, il y aura quelque présomption que ce bruit appartient spécialement au ventricule gauche, c'est le contraire s'il s'entend mieux sous le sternum. Au reste, cette observation qui est loin de se vérifier toujours, n'est pas souvent applicable. En effet, la plupart des lésions des valvules et des orifices sont suivies de l'hypertrophie des ventricules ; et comme, dans le cas dont il s'agit, la lésion primitive et l'hypertrophie consécutive n'occupent qu'un seul ventricule, le ventricule normal, sera comme enchâssé dans le ventricule hypertrophié; de sorte que tous les bruits qu'on entendra, soit sur le sternum, soit sous le mamelon, appartiendront à ce dernier, et n'offriront pas de différence sensible.

Est-il possible de reconnaître si un bruit anormal appartient à la lésion des orifices et des valvules auriculo-ventriculaires ou à celle des valvules artérielles?

D'après M. Rouanet, l'observation du rhythme du cœur et la détermination des parties de la région précordiale où s'entendent le mieux les bruits de cet organe, peuvent donner plus ou moins de présomption à ce sujet; car si le bruit anormal s'entend pendant la contraction des ventricules, il y aura de la probabilité que c'est l'orifice aortique qui est malade. La présomption deviendra encore plus forte si le bruit anormal s'entend vers l'ouverture aortique.

Cependant le souffle qui provient du reflux du sang dans les oreillettes, accompagne également la contraction des ventricules; mais, dans ce dernier cas, M. Rouanet prétend que le bruit anormal s'entendra mieux vers la pointe du cœur, que vers l'orifice aortique.

Si le bruit anormal accompagne la dilatation des ventricules, il est probable que la lésion existe dans un des orifices auriculo-ventriculaires, et que le bruit anormal est dû au passage du sang par cet orifice lésé.

Mais le même mouvement du cœur peut être accompagné d'un autre bruit anormal, provenant de l'insuffisance des valvules sygmoïdes; cependant en s'attachant bien attentivement à reconnaître le lieu où ce bruit se manifeste avec plus d'intensité, on pourra, jusqu'à un certain point, déterminer celui de son origine, comme dans le cas précédent.

D'un autre côté, M. Bouillaud prétend que le souffle qui provient du reflux du sang, à travers un orifice incomplètement fermé, présente ceci de particulier, qu'il s'opère uniquement, soit pendant la dilatation des ventricules, lorsque les valvules insuffisantes sont les sygmoïdes, soit pendant la systole ventriculaire, lorsque l'insuffisance réside dans les valvules ventriculaires: tandis que le bruit de soufflet est souvent double dans les cas de retrécissement organique d'un orifice.

II. Outre les bruits anormaux que nous venons de passer en revue, on entendra quelquefois dans la région précordiale d'autres bruits qui ne se forment plus dans l'intérieur du cœur, mais entre les feuillets du sac séreux du péricarde.

Bruit de frôlement. — Ce bruit ressemble à celui qu'on obtient en froissant une étoffe de soie, le taffetas, par exemple.

Il semble se passer immédiatement sous l'oreille, il est diffus et *périphérique* ; ce qui le distingue des bruits de râpe et de scie, qui dépendent des lésions des valvules ou des orifices du cœur, et avec lesquels on pourrait le confondre.

Le bruit de frôlement, lorsqu'il est très-léger, paraît correspondre, d'après les faits observés par M. Bouillaud, avec un état particulier du péricarde, où ses feuillets opposés « secs et un peu poisseux, comme il arrive dans la péricardite naissante, ne sont pas encore tapissés de fausses membranes, ou ne commencent qu'à s'en recouvrir. Alors ces deux feuillets, pendant les mouvemens de contraction et de dilatation du cœur, se comportent en quelque sorte l'un par rapport à l'autre, comme deux morceaux d'une étoffe de soie ou d'une perse que l'on frotterait l'un contre l'autre. »

Bruit de cuir neuf. — Ce bruit constaté pour la première fois par M. Collin, imite parfaitement le cri d'une selle neuve lorsqu'on se met à cheval. Nous l'avons constaté une fois dans le service de M. Bouillaud, et nous n'avons pu nous empêcher d'admirer la juste comparaison de M. Collin. Sa formation nous paraît dépendre du tiraillement de fausses membranes denses, et assez résistantes pendant les mouvemens du cœur. C'est au moins ce qu'on pouvait conclure de l'autopsie du malade qui avait présenté ce phénomène.

Bruit de raclement. — M. Bouillaud appelle ainsi un bruit qui imite très-bien celui que fait entendre le râclement d'un corps très-dur, et comme cartilagineux ou osseux, contre la surface du péricarde. Le malade chez qui cet observateur avait constaté la présence de ce bruit dans la portion gauche de la région précordiale, présenta à l'ouverture une concrétion pierreuse, qui soulevait le péricarde viscéral, précisément vers le point correspondant à la partie de la poitrine, où le bruit de râclement s'entendait à son *maximum* d'intensité.

Bruits de souffle, de scie, de râpe. — Ces

bruits déjà signalés dans les affections du cœur lui-même, peuvent appartenir aussi aux lésions du péricarde. Ils sont alors produits par le frottement qu'exercent l'un contre l'autre les deux feuillets du péricarde, recouverts de fausses membranes pendant le rapprochement de la pointe du cœur.

On produira des bruits analogues en frôlant le doigt contre une feuille de papier ou un carreau de verre légèrement humide.

Les bruits du péricarde se distinguent des bruits qui accompagnent les lésions des valvules du cœur, en ce qu'ils sont plus superficiels, et s'entendent dans une étendue plus circonscrite. Toutefois, ce n'est qu'en les comparant avec les premiers, sur le même individu, qu'on peut se former la meilleure idée de leur différence (1).

---

(1) Nous avions dernièrement sous les yeux un malade, âgé de vingt ans, qui portait une ancienne lésion des valvules, compliquée d'une péricardite, avec de fausses membranes sur le feuillet du péricarde.

En auscultant la région du cœur, on trouvait deux espèces de bruits, dont l'un, le bruit de souffle, était profond et correspondait à la région des valvules du cœur, l'autre, tout-à-fait superficiel, imitait très-bien le cri *d'une scie*, ou le bruit que donnent deux morceaux de papier frottés l'un contre l'autre. L'autopsie

Les bruits anormaux du cœur sont isochrones aux mouvemens de cet organe, pendant que les bruits anormaux de la respiration coïncident avec les mouvemens d'inspiration et d'expiration.

III. Enfin, nous ne devons pas omettre un dernier bruit, qui ne se rattache pas plus aux lésions des valvules qu'à celle du péricarde, et qui est connu depuis Laënnec sous le nom de *cliquetis métallique*.

Ce phénomène nommé *tintement métallique* par M. Bouillaud, et *tintement auriculo-métallique* par M. Filhos, résulte de la percussion des parois de la poitrine, par la pointe du cœur pendant la systole ventriculaire.

Il s'entend principalement chez les sujets maigres et chez les sujets nerveux qui ont des palpitations.

On l'imitera très-bien, ainsi que le dit

---

a confirmé le diagnostic. Outre l'induration et de petites végétations sur la valvule bicuspide, le péricarde viscéral était couvert sur les deux faces du cœur, de fausses membranes, molles, rugeuses, et présentant en grande partie l'aspect de la langue d'un herbivore.

(*Voyez* l'observation que nous avons publiée dans la *Lancette française*, nº 151, en 1834).

Laënnec, en appliquant la paume de la main contre l'oreille, et en frappant l'occiput avec l'extrémité du doigt indicateur.

L'oreille entend alors distinctement « outre le bruit du choc qui ressemble à un petit coup de marteau ; le cliquetis qui semble évidemment se faire dans toute la longueur du doigt. »

On l'imitera encore mieux, en appliquant la paume d'une main contre l'oreille, et en percutant le dos de cette main avec les doigts de celle qui reste libre. Cette comparaison que nous empruntons à M. Bouillaud, réunit à la plus grande justesse une identité de mécanisme manifeste.

Le tintement métallique n'empêche pas d'entendre les deux bruits du cœur.

RHYTHME ANORMAL.

L'état anormal ne change pas seulement le timbre et l'intensité des bruits, mais produit encore la perturbation du rhythme.

Cette perturbation consiste, soit dans la *rareté* et la *fréquence* des battemens, soit dans leur *irrégularité*, soit enfin dans leur *intermittence*. (Voyez rhythme du cœur).

Il arrive souvent que les mouvemens du cœur sont seulement accélérés ou retardés, sans que les battemens cessent de se suivre uniformément.

C'est ce qui produit la *rareté* et la *fréquence* dans ces cas, c'est ordinairement le repos qui se trouve augmenté ou diminué.

Les *irrégularités* ou variations de fréquence ont lieu, lorsque les battemens du cœur se succèdent à des intervalles de durée inégale.

Tantôt elles sont constantes.

Tantôt elles ne font que revenir de tems à autre, et offrent une variation brusque d'un seul battement dans le cours d'une série d'ailleurs régulière.

Cette brusque variation d'un seul battement diffère de la *fausse intermittence*, en ce que la pulsation plus courte, n'est cependant pas plus faible que les autres.

Les irrégularités portent le plus souvent sur des pulsations complètes du cœur; mais quelquefois elles n'atteignent que l'un de ces mouvemens.

Tantôt, dans ce désordre extrême, c'est le premier bruit qui se prolonge, de manière à marquer le deuxième bruit lorsqu'il est faible; tantôt c'est le deuxième bruit qui, plus fort et plus prolongé qu'à l'ordinaire, semble anticiper sur le premier bruit.

Lorsque la systole ventriculaire se prolonge extraordinairement, M. Bouillaud dit que les battemens du cœur paraissent *filés*.

D'autres fois l'on entend deux ou trois bruits isochrones à la dilatation des ventricules, pour une seule de leur contraction ; ces bruits se succèdent rapidement, de sorte qu'ils imitent assez bien le bruit de *rappel*, auquel M. Bouillaud les a comparés.

Dans d'autres cas, on compte deux ou trois mouvemens de systole pour une seule de diastole.

Nous avons constaté quelques-unes de ces irrégularités, dont Laënnec fait mention dans son *Traité d'Auscultation*. On peut concevoir leur production de différentes manières, mais il est difficile de leur assigner une cause précise.

On appelle *intermittence* une suspension subite et momentanée du pouls.

Laënnec donne le nom d'intermittence *vraies*, à celles dans lesquelles les contractions du cœur sont suspendues, outre les pulsations artérielles.

Cette espèce d'intermittence est un véritable *arrêt*, une *hésitation* du cœur, et ressemble à un silence prolongé, de sorte que si elle alternait avec chaque battement, elle ne différerait pas du pouls rare.

Les intermittences *fausses* coïncident avec des contractions faibles, qui ne se laissent pas sentir dans les artères, mais qu'on peut encore saisir en auscultant la région précordiale. Souvent même le pouls présente alors de tems en tems, une pulsation extrêmement faible, au lieu d'une suspension totale.

La durée de l'intermittence n'est pas la même dans tous les cas; quelquefois elle égale celle d'un battement entier; d'autres fois elle est plus courte ou plus longue.

Son retour n'est pas non plus assujéti à une loi fixe: dans certains cas il tombe après le deuxième battement; dans d'autres ce n'est qu'après le dixième.

Mais, dans un cas donné, ce retour est régulier dans sa succession et reparaît constamment après le même nombre de battemens.

M. Bouillaud dit avoir observé une espèce de fausse intermittence, coïncidant avec une contraction ventriculaire qui se fait, pour ainsi dire, à vide. Ce mouvement constitue, d'après l'expression de ce médecin, une espèce de *faux pas* du cœur, et tiendrait à ce que le ventricule gauche où on l'observe ordinairement, n'ayant pu se remplir convenablement de sang pendant la systole (circonstance assez commune dans le cas de rétrécissement de l'orifice auriculo-ventriculaire), bat réellement sinon tout-à-fait à vide, du moins sur une très-petite masse de sang.

Art. 2.

AUSCULTATION DES ARTÈRES.

En auscultant les artères dans l'état normal, on n'entend d'autre bruit que celui qui provient du choc de la colonne sanguine contre les parois des artères. Ce bruit très-sourd varie d'intensité selon le volume de l'artère, selon la force et la rapidité du pouls, l'âge du sujet, son sexe, sa constitution, etc.

Il ressemble assez bien, comme le dit M. Bouilland, au son qu'on obtient en frottant légèrement, mais brusquement deux doigts l'un contre l'autre.

C'est le seul bruit qu'on entende dans les artères à l'état normal; il correspond à chaque systole ventriculaire ou à chaque diastole de l'artère.

Il faut bien se garder de prendre pour normal le léger bruit de souffle qui accompagne chaque pulsation artérielle toutes les fois qu'on comprime l'artère avec le stéthoscope. Ce bruit n'est que l'exagération du bruit normal dû à l'augmentation de frottement de la colonne sanguine contre la paroi de l'artère comprimée. Il est simple, isochrone à la systole du cœur, comme le bruit normal.

Ce bruit de *soufflet intermittent*, peut se présenter dans les nombreuses affections où une des grosses artères se trouve comprimée. M. Bouillaud l'a observé une fois dans la région iliaque gauche, chez une femme qui portait une tumeur de l'ovaire gauche, laquelle pouvait exercer une compression plus ou moins considérable sur les artères iliaques.

Les autres cas où le bruit de soufflet intermittent a été constaté sont :

1°. La présence d'une tumeur anévrismale, la grossesse ;

2°. l'existence de plaques osseusses ou cartilagineuses avec ou sans rétrécissement des artères ;

3°. Le passage du sang artériel dans une veine (anévrisme variqueux) ;

4°. Une grande agitation du système artériel principalement chez les personnes maigres, anémiques et chlorotiques.

M. Ficher, médecin américain, à lu dans ces derniers tems un Mémoire à la société pour l'avancement de la médecine de Boston, dans lequel il cite plusieurs cas où il dit avoir observé un bruit de soufflet, en appliquant l'oreille sur la tête d'individus atteints de l'inflammation de la membrane séreuse du cerveau.

Il a donné à ce phénomène le nom de bruit de *soufflet encéphalique*.

Nous n'avons encore pu vérifier ce fait, et c'est un motif de plus pour que nous le signalions à l'attention des observateurs.

Sa formation dépend-elle de la compression des vaisseaux par le cerveau congestionné comme le pense M. Ficher? Nous ne croyons pas qu'on puisse lui assigner une autre cause. Ce bruit s'affaiblit beaucoup ou même cesse complètement, lorsqu'on produit quelque obstacle à la circulation dans les carotides; nous le regarderions comme un cas de soufflet intermittent (1).

Bruit de soufflet continu ou à double courant et bruit ou ronflement de diable.

M. Bouillaud a nommé bruit de *soufflet continu*, un bruit qu'on entend quelquefois dans les artères, et qui ressemble assez bien

---

(1) *The Médical Magazing*, n° 15. — *Journal hebdomadaire des Progrès des Sciences et Institutions médicales*, tome 1, n° 4, en 1834.

au bruit d'un soufflet de forge. Il accompagne la systole comme la diastole des artères ; mais quoique continu il offre des renforcemens successifs qui ressemblent à des saccades. Le renforcement de ce bruit correspond à la contraction ventriculaire.

Le bruit de *diable*, ainsi nommé à cause de sa ressemblance avec celui d'un jouet connu sous le nom de diable, n'est qu'une variété du bruit de *souffle continu*, il n'en diffère que par une plus grande intensité.

Quelquefois le ronflement des artères ressemble plutôt au roucoulement d'une tourterelle, ou au sifflement de l'air par le trou d'une serrure, qu'au bruit de soufflet à double courant.

Le bruit de diable se présente le plus souvent dans les artères carotides et les sous-clavières ; rarement dans les artères crurales, et jamais au même degré que dans les artères précédentes.

Quelquefois on l'entend des deux côtés. Dans ce cas, il est ordinairement plus faible d'un côté que de l'autre ; mais le plus souvent on ne l'entend que d'un seul côté.

Le bruit de diable disparaît aussitôt qu'on comprime l'artère au-dessous de la partie où il s'entendait. Il disparaît également si l'on appuie fortement le sthétoscope sur l'artère, même sans effacer complètement son calibre.

Mais ce qu'il y a de plus remarquable, c'est que le bruit de diable disparaît et reparaît souvent d'un moment à l'autre sans qu'on puisse concevoir la cause de ces alternatives.

Quelquefois un seul changement de position du malade, suffit pour le faire disparaître et revenir alternativement (1).

Sifflement modulé ou chant des artères. — Quelquefois on entend dans les artères un vrai chant, dont Laënnec a eu l'idée de noter les airs. Cette espèce de sifflement ressemble quelquefois au bourdonnement de certains insectes, tels que la mouche, la guimbarde, etc. Dans un cas où nous avons entendu ce bruit, on aurait dit qu'il était produit par une abeille voltigeant isolée dans un endroit silencieux.

Tous ces bruits, à l'exception du bruit de *soufflet intermittent*, s'observent principale-

(1) C'est à M. Bouillaud qu'appartient cette subdivision. Laënnec donnait à tous les bruits anormaux, observés dans les artères, le nom générique de bruit de soufflet.

ment chez les personnes chlorotiques ou anémiques.

Depuis un an et demi que nous suivons exactement la clinique de M. Bouillaud, nous avons observé plus de trente fois le bruit de diable, et nous n'avons pas vu une seule chlorotique qui ne le présentât pas.

La fréquente coïncidence de ces bruits avec la chlorose, porterait à croire que leur production dépend de la mauvaise composition du sang, particulière à cette maladie. L'expérience vient à l'appui de cette opinion. Nous avons vu assez souvent ce bruit être produit artificiellement, après des émissions sanguines très-copieuses, et disparaître de nouveau lorsqu'après un régime tonique le sang a repris ses qualités.

D'après les faits observés jusqu'à présent, M. Bouillaud serait porté à croire que le bruit de diable se rencontre plus souvent chez les chlorotiques qui ont assez d'embonpoint, tandis que le chant ou le sifflement modulé s'observe plutôt chez les personnes, maigres et d'un tempérament nerveux.

Quelle est la cause de tous ces bruits anormaux dont nous venons de parler ?

L'exposition seule des cas où l'on observe

le bruit de *soufflet intermittent* suffit pour faire comprendre son mécanisme. Son élément essentiel est le *frottement* de même que pour les bruits de soufflet du cœur.

Il n'est pas si facile d'expliquer le mécanisme du bruit de soufflet continu. Cependant si l'on observe bien l'état des artères sur les individus qui offrent les différentes nuances de ce bruit, il est impossible de méconnaître les modifications survenues dans la tension, le volume des artères, dans l'épaisseur de leurs parois, ainsi que dans les qualités du sang qui parcourt leur cavité. Or, d'après les lois physiques, nous savons bien que toutes ces modifications doivent influencer les bruits qui accompagnent le passage du sang dans les artères.

Peut-être qu'outre ces conditions générales, il en est encore d'autres particulières qui font que ces bruits s'entendent mieux dans telle artère que dans un autre. La présence du larynx et de la trachée-artère, n'entre-t-elle pas en grande partie parmi les causes qui font que le bruit de diable et ses modifications, s'entendent mieux dans l'artère carotide qu'ailleurs? On est très-porté à le croire lorsqu'on réfléchit qu'on peut suspendre, comme par enchantement ce phénomène, en faisant faire un effort aux malades qui le présentent.

Art. 3.

APPLICATION DE L'AUSCULTATION A LA GROSSESSE.

L'introduction de l'auscultation en médecine a fait découvrir à l'art de l'accouchement un précieux signe tokologique.

Pendant long-tems les mouvemens du fœtus ressentis par la mère, la cessation des règles, jointe à l'augmentation du volume du ventre et au gonflement des seins, etc., étaient regardés comme les signes les plus irrécusables de la grossesse. Mais les tumeurs de différente nature développées dans l'utérus ou dans ses environs, peuvent produire une aménorrhée, augmenter le volume du ventre, et faire gonfler les seins liés par une sympathie étroite avec la matrice.

D'un autre côté, la grossesse peut dater de neuf mois, sans que la mère ait jamais ressenti les mouvemens de son enfant, et l'on a vu aussi des femmes hystériques sentir des mouvemens analogues à ceux de l'enfantement sans être enceintes.

C'est M. Mayor, célèbre chirurgien de Genève, qui annonça le premier qu'on peut quelquefois entendre les battemens du cœur du fœtus, mais il ne poussa pas plus loin ses recherches sur ce sujet, auquel M. le Jumeau de Kergaradec a eu l'honneur de donner les plus grands développemens.

D'après ce dernier médecin, lorsqu'on applique l'oreille nue ou armée du stéthoscope sur le ventre d'une femme arrivée à la moitié du terme de sa grossesse, on peut distinguer deux bruits :

1°. *Battement simple avec souffle, ou bruit placentaire* ;

2°. *Battement double du cœur du fœtus.*

Le premier bruit devait correspondre, d'après ce médecin, à l'insertion du placenta et dépendre du passage du sang par les vaisseaux placentaires (1).

Laënnec pensait que ce bruit se passe dans la bronche de l'artère utérine qui sert à la nutrition du placenta.

M. Ollivry, médecin à Quimper, s'est assuré quatre fois que ce bruit cesse aussitôt qu'on a coupé le cordon ombilical, et pense

(1) *Mémoire sur l'Auscultation appliquée à l'étude de la grossesse* ; par le Jumeau de Kergaradec, 1822.

qu'il correspondait parfaitement à l'insertion du placenta (1).

Mais l'assertion de M. Ollivry n'est pas concluante. Elle ne parle pas plus en faveur de l'opinion de Laënnec, qu'en faveur de celle de M. Bouillaud.

Ce dernier observateur pense que le *souffle* dit placentaire, qui n'est qu'un cas du bruit de soufflet intermittent des artères dont nous venons de parler, est l'effet de la compression d'un des gros vaisseaux de l'abdomen, tel que les artères hypogastrique et iliaque externe, par la matrice chargée du produit de la conception.

Laënnec pensait que cette opinion n'était pas admissible, parce que, dans cette hypothèse, disait-il, on devrait entendre le souffle placentaire des deux côtés de l'utérus, soit en même tems, soit alternativement; et on pourrait le déplacer à volonté en variant la position du sujet.

Mais il est des cas où l'on entend réellement le bruit de soufflet des deux côtés de l'utérus à la fois.

D'un autre côté, M. Bouillaud est par-

---

(1) *Voyez* la lettre de M. Ollivry, à Laënnec, dans le *Traité d'auscultation* de ce dernier auteur.

venu à déplacer le bruit de soufflet chez une femme enceinte, placée dans son service, en la faisant coucher alternativement sur le côté droit et sur le côté gauche.

Enfin, ce qui confirme encore puissamment l'opinion de ce médecin, c'est qu'on entend quelquefois le bruit de soufflet placentaire dans les cas où une tumeur quelconque comprime les gros vaisseaux de l'abdomen, de sorte qu'une lésion de cette espèce fût prise pour une grossesse (1).

Ces faits nous paraissent suffire pour combattre l'opinion de Laënnec, et si ordinairement on n'entend le bruit de soufflet que d'un seul côté, cela peut tenir comme l'a remarqué M. Bouillaud, à ce que les artères hypogastriques et iliaques externes ne sont pas également comprimées des deux côtés

M. Paul Dubois pense que ce bruit se passe dans le système vasculaire du tissu même de a matrice.

C'est vers les parties latérales du ventre que sentend le mieux le bruit du souffle placentaire.

Le battement double que l'on entend en

---

(1) Voyez *la Lancette française*, numéro du 8 mai 1834.

appliquant l'oreille sur le ventre des femmes parvenues à la moitié du terme de la gestation est évidemment dû aux battemens du cœur du fœtus. On en aura une idée assez exacte en écoutant le *tic-tac* d'une montre placée sous un oreiller sur lequel on applique la tête, ou en auscultant la respiration des petits animaux. Le bruit est d'autant plus fort que la vie fœtale est plus avancée.

M. Bouillaud a observé que le nombre des battemens est en raison inverse de l'âge, i l'a vu s'élever jusqu'à 170.

M. Paul Dubois dit que le nombre des battemens du fœtus tombe ordinairement entre 160 et 150, indépendamment de l'âge; mais comme M. Dubois le déclare, il n'a fait ces observations que sur des femmes enceinde moins de six mois. Il est donc probable que la différence des époques de la grossesse où ces praticiens distingués ont observé le fœtus est la seule cause de leur divergence.

On peut entendre quelquefois le double bruit du fœtus sur plusieurs points des parois abdominales; quelquefois, comme le dit M. Paul Dubois, les pulsations du cœur, lors qu'elles sont bien distinctes font entendre un bruit de souffle analogue à celui qu'on entend dans certaines affections du cœur.

chez les adultes. Cet illustre accoucheur prétend qu'il est dû aux mélanges des deux colonnes de sang de l'artère pulmonaire et de l'aorte.

Cette explication, quoique rien moins qu'hypothétique est fort ingénieuse.

D'après ce que nous avons dit du bruit de soufflet placentaire, on voit qu'on ne doit pas lui attacher une grande importance, comme signe tokologique.

Il n'en est pas de même pour le double bruit des battemens du cœur, du fœtus. Toutes les fois qu'on entend ce bruit on peut être certain que la grossesse est réelle et que l'enfant est vivant, circonstance d'une haute importance dans la tokologie.

M. Bouillaud fut appelé auprès d'une femme parvenue à peine au septième mois de sa grossesse, et atteinte d'une pneumonie très-intense. Son enfant était vivant.

L'auscultation fit entendre les bruits du cœur du fœtus qui battait 170 fois par minutes. Mais les signes d'avortement firent des progrès, et bientôt M. Bouillaud retira un fœtus qui ne donnait aucun signe de vie, « la malade ayant cessé (dit ce célèbre médecin) de sentir remuer son enfant depuis plusieurs jours, on aurait pu croire qu'il était réellement mort avant sa naissance, et négliger toute espèce de moyens propres à le rappeler à la vie. Mais comme quelques minutes encore avant son expulsion, j'avais entendu les battemens de son cœur, je m'empressai de le frictionner, de le plonger dans un bain legèrement excitant, d'insuffler de l'air dans sa bouche, et après avoir prolongé assez long-tems ces manœuvres, je ramenai enfin l'enfant à la vie; il s'agita, cria et vécut jusqu'à la fin de la journée. »

Nous allons citer un autre fait qui prouve d'une autre manière la grande utilité de l'auscultation dans la grossesse.

Il y a quelque mois, je fus mandé chez une jeune femme qui se disait enceinte pour la première fois, et faisait dater sa grossesse de sept mois. Elle me dit qu'elle avait éprouvé tous les signes de la grossesse : la cessation des règles, le gonflement graduel du ventre et des seins, les mouvemens du fœtus, mais que, depuis un mois, tous ces phénomènes avaient disparus. Je l'a trouvai en douleurs de parturition. J'auscultai attentivement l'abdomen, mais je ne pus jamais entendre les bruits du cœur du fœtus; cette circonstance confirma l'opinion que j'avais conçue de la mort du fœtus, d'après les en-

moyens de les déterminer, rendent facile l'appréciation des différens états morbides de cet organe, qui se manifestent par l'augmentation de son volume.

Ainsi, lorsque, dans quelques cas d'*hépatite aiguë* ou de *congestion*, soit active, soit passive, le foie augmente considérablement de volume, on pourra apprécier tous ces diamètres par la percussion médiate, et suivre jour par jour la diminution qui arrive quelquefois rapidement après des saignées.

D'autres fois l'*hypertrophie* n'est que partielle, et n'occupe que le lobe gauche du foie, qui alors s'étend souvent juque vers la rate.

Plus d'un médecin, trouvant alors l'épigastre douloureux, attribueraient cet état à la présence d'une gastrite. Dans les cas semblables, la percussion médiate fera reconnaître la *matité* du prolongement du lobe gauche du foie, superficiellement et plus profondément le son tympanique de l'estomac.

Dans d'autres cas, les intestins refoulent le foie en haut, de sorte que la respiration est gênée. Si le médecin n'est pas bien familier avec la percussion, très-souvent il rapportera la dyspnée à une affection du poumon ou de la plèvre; tandis que la percussion démontrera le déplacement total du foie, dépassant autant en haut son niveau supérieur qu'il s'éloigne en bas de son niveau inférieur, et trouvera le son tympanique des intestins au-dessus du rebord des fausses côtes dans une étendue où il ne s'offre jamais dans l'état normal.

D'autres fois, c'est le bord supérieur du foie qui s'élève seul, sans que les autres parties de cet organe se déplacent. Cet état ne peut être constaté que par la percussion.

La présence d'un épanchement du côté droit n'empêche pas l'examen du bord supérieur du foie en arrière. En effet, en couchant le malade sur le ventre, le liquide descendra par sa fluidité, et le foie se manifestera seul à l'explorateur. Ce ne serait que dans les épanchemens très-considérables, où le déplacement du liquide ne pourrait plus avoir lieu, que la percussion offrirait peu d'utilité.

Si le foie déborde les fausses côtes, il est également facile de déterminer sa prolongation inférieure et de la distinguer des autres tumeurs.

La complication d'un ascite n'empêche pas non plus de reconnaître la présence du foie au-dessous des fausses côtes. La *matité* et la *résistance* de cet organe sont toujours plus marquées que celles d'un épanchement. Si le malade est couché sur le dos, il sera très-convenable de déprimer avec assez de force les parois abdominales pour les rapprocher de l'organe sécréteur de la bile. Ou bien on peut coucher le malade alternativement sur le côté gauche et sur le côté droit. C'est principalement lorsque l'épanchement est très-considérable, que l'on procédera de cette manière. En effet, le foie, plus pesant, s'appliquera mieux aux parois abdominales, lorsque le malade sera couché sur le côté droit, que dans toute autre position.

Il peut arriver, dans ce cas, qu'une anse intestinale s'interpose entre le foie et les parois abdominales; alors, avant de prononcer sur l'état de cet organe, lorsqu'on soupçonne cette disposition, il faut répéter la percussion en appuyant le plessimètre avec assez de force. De cette manière, on efface l'anse intestinale réduite à une membrane qui s'applique au foie, s'il dépasse les fausses côtes et n'empêche pas de le reconnaître.

Quant à la nature des différentes tumeurs qui ont leur siége dans le foie, la percussion ne pourra pas nous donner des indices bien tranchés à cet égard. Cependant, si ces tumeurs sont superficielles, l'*élasticité* et une *faible résistance* aux doigts feront distinguer les abcès des masses squirreuses, caractérisées par une *dureté* et une *résistance considérables*.

Les tumeurs hydatifères pourront quelquefois être reconnues au moyen d'une *sensation vibratoire* que les doigts éprouveront et dont nous avons parlé dans la première partie de cet ouvrage.

§ II.

DISTENSION DE LA VÉSICULE BILIAIRE.

Dans l'état normal, la vésicule biliaire dépasse si peu le bord inférieur du foie, qu'il est impossible de reconnaître sa présence par la percussion. Il n'en est pas de même lorsque celle-ci est distendue.

Voici de quelle manière on procédera alors à son exploration : on percutera transversalement l'étendue immédiatement située au-dessous du bord inférieur du foie, où, dans l'état normal, on trouve sans interruption le son *tympanique* des intestins. Mais, lorsque la vésicule biliaire est distendue, on percevra dans la région de cet organe une légère matité sans résistance aux doigts, et le plus souvent, d'après M. Piorry, on y rencontrera le *bruit humorique*. Ces signes succèdent sans interruption à la *matité* supérieure du foie, et font bientôt place au son *tympanique* des intestins dans tous les autres sens. Mais ces mêmes signes pourraient aussi être dus à la présence de liquides et de gaz dans une anse des intestins. Si ces caractères persistent dans le même point lorsqu'on couche le malade sur le côté, la présomption qu'ils sont dus à la présence de la vésicule se changera en certitude; autrement les liquides devraient se déplacer en changeant la position.

§ III.

GONFLEMENT ET HYPERTROPHIE DE LA RATE.

Le gonflement de la rate s'observe bien plus souvent que sa véritable hypertrophie, le gonflement de la rate accompagne si souvent les fièvres intermittentes, que, dans ces derniers tems, on a regardé cet organe comme leur point de départ.

Sans rien préjuger sur cette question

étrangère à notre sujet, nous ne pouvons contester que le gonflement de la rate paraît et disparaît le plus souvent avec la fièvre, et que chaque fois qu'il persiste après la cessation des accès, on doit craindre leur retour, et continuer le traitement qui les a suspendus.

On voit par là que l'appréciation du volume de la rate est d'une assez haute importance, et c'est principalement au moyen de la percussion médiate qu'on peut le déterminer avec exactitude.

Si le palper peut reconnaître quelques cas d'hypertrophie où la rate déborde considérablement les fausses côtes, il ne peut plus être appliqué aux cas d'hypertrophie qui, sans être fréquens, ne sont pourtant pas très-rares, où la rate se prolonge en haut au lieu de s'étendre en bas.

C'est à la percussion médiate qu'il appartiendra de déterminer la nature du mal, lorsque cette lésion donne lieu à la dyspnée, et fait craindre une affection des organes respiratoires.

§ IV.

DILATATION DE L'ESTOMAC.

Nous avons averti, dans la percussion du

thorax, que la mobilité de l'estomac ne permet pas de lui assigner de limites précises. Cependant, avec un peu d'habitude, on ne peut pas confondre l'état ordinaire avec une distension anormale de cet organe.

Dans ce dernier cas, si l'estomac est rempli de gaz, il rendra le son tympanique dans une étendue plus considérable qu'à l'état normal.

On a vu des cas de dilatation poussée très-loin, où l'estomac descendait presque jusqu'aux régions iliaques. Dans d'autres cas de dilatation, l'estomac, au lieu de descendre, refoule le diaphragme en haut, et donne lieu à la dyspnée. Plus d'une fois la percussion a découvert cet état dans les affections qu'on présumait appartenir aux voies respiratoires.

§ V.

CONCRÉTIONS STERCORALES.

Les intestins donnent en général le son *tympanique*, mais moins clair que celui de l'estomac. Cette clarté du son est due à la présence d'une plus ou moins grande quantité de gaz. Elle disparaît par l'accumulation des matières stercorales dans le gros intestin, accumulation qui donne naissance à divers troubles de l'économie.

Une fois ces matières ne produisent qu'un simple engouement, qui ne peut être constaté que par la percussion médiate et principalement plessimétrique. Celle-ci trouvera le son mat dans la région qui correspond à l'accumulation des fèces, et la situation fixe de cette matité fera facilement distinguer cet état d'un épanchement abdominal.

Une autre fois, l'intestin rempli à la fois de matières liquides et gazeuses, rendra le son hydropnéumatique. Mais comme le même bruit peut aussi se rencontrer, d'après M. Piorry, dans les épanchemens peu considérables, compliqués de météorisme, il sera d'une grande importance de distinguer ces deux cas. On y parviendra en changeant la position du malade comme précédemment.

Les matières fécales peuvent aussi se rassembler en concrétions globuleuses, et produire des saillies au dehors. Plus d'une fois ces concrétions ont été confondues avec des tumeurs d'une nature tout-à-fait différente, soit avec des abcès, dont on avait déjà décidé l'ouverture, soit avec des agglomerations d'intestins, à la suite de péritonite. Une autre fois, les matières fécales, sans faire saillie au-dehors, compriment les nerfs et les vaisseaux voisins, et donnent lieu soit à la sciatique, soit à l'œdème du membre pelvien, soit aux symptômes d'une néphrite calculeuse par la compression de l'uretère.

Tous ces cas ont déjà été observés. Nous les avons rassemblés dans un Mémoire présenté à la Faculté de médecine de Paris.

C'est principalement au moyen du plessimètre qu'on a pu reconnaître la cause unique qui se cachait sous des symptômes si variés.

Lorsque les féces forment des saillies au dehors, la percussion découvre par le son et la résistance de la tumeur, ainsi que des organes voisins, celui de ces organes qui en est le siége. Si c'est l'intestin, la nature de la tumeur se déclarera par la marche et les autres symptômes de la maladie.

Dans les cas où les matières stercorales compriment les organes voisins sans se manifester au dehors, le plessimètre, déprimant les parois abdominales, découvre la présence des féces par leur matité et leur résistance, et indique d'une manière certaine le traitement efficace d'une maladie qui éludait depuis long-tems tous les autres remèdes.

Nous avons vu dernièrement à l'hôpital de la Charité, une femme âgée de trente-huit ans, atteinte d'une péritonite causée par une concrétion stercorale. Cette malade, habituellement bien portante, présentait, à son arrivée, une teinte ictérique très-prononcée, et se plaignait de constipation depuis plusieurs jours. Le ventre était douloureux au moindre attouchement. Ce signe, joint au vomissement, à un pouls petit, à une figure tirée, ne laissait aucun doute sur la présence d'une péritonite. Mais quel était son point de départ? était-ce le froid auquel la malade était souvent exposée par son état de blanchisseuse? Nous étions porté à le croire, lorsque nous aperçûmes une tumeur dont la percussion nous indiqua le siége dans le trajet du colon transverse. Cette tumeur était libre d'adhérences, dure et bosselée: la malade nous assura qu'elle s'en apercevait pour la première fois.

Cette circonstance, jointe au défaut de selles depuis quelques jours, nous suggéra l'idée d'une concrétion stercorale, qui, en distendant les tuniques intestinales, pouvait donner lieu à la péritonite. Mais il était urgent de diriger un traitement direct contre cette dernière affection. Dans ce but furent prescrites, à deux reprises, des émissions sanguines locales.

La douleur disparut ainsi que les autres symptômes de la péritonite, mais la tumeur persistait.

Ce résultat ne fit que confirmer nos premières présomptions. Aussi, les purgatifs administrés dans le but de les vérifier, firent rendre à la malade des matières fécales copieuses, et disparaître la tumeur.

Cette observation nous a paru trop intéressante pour qu'elle soit perdue pour la science.

§ VI.

DISTENSION DE LA VESSIE URINAIRE.

Dans les affections cérébrales, dans les fièvres graves, dans les cystites, etc., il n'est pas rare de voir la vessie urinaire se laisser distendre par l'urine sans que les malades s'en aperçoivent. Nous avons vu souvent cette circonstance aggraver beaucoup la maladie. Cette complication devient surtout dangereuse lorsqu'elle ne se dévoile que très-tard à l'attention des médecins.

Pour prévenir cette aggravation, les plus circonspects adressent aux malades des questions propres à les éclairer sur l'état de la vessie, et explorent cet organe au moyen du palper et du cathéterisme. Mais la première méthode ne permet pas toujours d'apprécier la distension; et la seconde, quoiqu'elle consiste dans une opération peu difficile, est souvent douloureuse, et par une répétition fréquente, peut produire une inflammation du réservoir urinaire.

La percussion médiate, au contraire, conduit à un diagnostic exact sans offrir les inconvéniens du cathéterisme dont elle indique sagement l'emploi.

Pour bien explorer la vessie au moyen du plessimètre, on couche le malade sur le dos, et on applique l'instrument sur l'ombilic en exécutant une pression assez prononcée dans le but d'effacer les anses intestinales entreposées entre la vessie et les parois de l'abdomen. Il est rare que la vessie monte jusqu'à ce point, où l'on ne trouvera par conséquent que le son *tympanique* des intestins grêles, lequel, en descendant la ligne blanche, fait bientôt place au son *mat*, accompagné d'une légère résistance si la vessie est distendue. Ces deux caractères vont en augmentant à mesure qu'on s'approche du pubis. On répète cet examen des deux côtés de la ligne blanche. Si la matité est due à la présence de la vessie, les points de passage du son *clair* des intestins grêles au son mat ne formeront pas une ligne droite, mais une courbe correspondante à la circonférence supérieure de la vessie. On aura encore plus de certitude sur ce point, lorsqu'en couchant le malade alternativement sur les deux côtés, et en explorant successivement l'abdomen, la matité ne change pas de place.

§ VII.

EXPLORATION DES ÉPANCHEMENS ABDOMINAUX.

Pour reconnaître les épanchemens de l'abdomen, on a généralement recours à un mode d'exploration connu sous le nom de *fluctuation*.

On pratique la fluctuation en appliquant une main sur un des côtés du ventre, et en exécutant avec l'autre main une légère percussion sur les parois opposées. La main immobile sur le ventre reçoit alors le choc du liquide ; mais ce phénomène est quelquefois très-obscur, et d'autres fois on le rencontre chez des personnes ayant beaucoup d'embonpoint.

M. Tarral a proposé, il y a quelques années, pour explorer les épanchemens abdominaux, un autre procédé auquel on a donné le nom de *fluctuation périphérique*. Ce mode consiste dans l'application d'une main, ou seulement du doigt indicateur, sur les parties déclives d'un des côtés du ventre, tandis que l'autre main, ou son doigt indicateur, imprime quelques secousses aux parties environnantes du même côté. Pendant l'impulsion, la main ou le doigt immobile reçoit, comme dans le premier cas, le choc du liquide.

Nous n'avons jamais obtenu des résultats avantageux de ce procédé ; ce qu'on pourrait peut-être attribuer à notre défaut d'habitude dans l'emploi de cette méthode : mais M. Piorry n'a pas été plus heureux que nous.

La percussion médiate et principalement plessimétrique, permettra non-seulement de constater la présence du liquide dans la cavité abdominale, mais encore d'en déterminer le niveau.

C'est par la région ombilicale qu'on commence cette exploration. S'il y a un épanchement dans la cavité du péritoine, les intestins remplis des gaz surnagent le liquide à raison de leur légèreté spécifique, et se rassemblent à la partie la plus élevée de l'abdomen; alors la région ombilicale rendra le son *tympanique* des intestins.

Celui-ci se continuera plus ou moins bas tout autour de l'ombilic, selon la hauteur du niveau du liquide. Pour bien déterminer ce niveau, il faut percuter légèrement la partie supérieure de l'abdomen.

Une percussion douce, lorsque le plessimètre rencontre le liquide, rend un son *mat* ou quelquefois *humorique* à cause du choc du liquide contre les intestins. Si, au contraire, la percussion était forte, les vibrations en se communiquant jusqu'aux intestins, produiraient le son *clair* malgré la présence d'une couche mince du liquide.

Au-dessous de ce niveau, la couche du liquide s'épaissit de plus en plus, et la *matité* croît en proportion.

Après avoir noté avec le nitrate d'argent le passage du son *clair* au son *mat* ou au son *humorique* tout autour de l'ombilic, on aura une idée exacte de la circonférence supérieure ou du niveau du liquide.

Cet examen répété tous les jours, constatera mathématiquement la marche de la maladie.

Pour mieux s'assurer si la *matité* est due au liquide contenu dans la cavité du péritoine, il faut changer la position du malade. Dans ce cas, la *matité* changera de place avec le liquide, à moins que l'épanchement ne soit très-considérable.

Si, au contraire, l'épanchement est très-peu marqué, il est plus difficile à reconnaître; on peut y parvenir cependant par les deux *procédés suivans*. Nous avons déjà dit plus haut que le cœcum donne toujours le son tympanique à l'état normal. Lors donc qu'on supposera un faible épanchement, on couchera le malade sur la région iléo-cœcale, et si, dans cette position, le son *tympanique* n'existe plus dans cette région, le soupçon se changera en *certitude*; ou bien on peut faire coucher le malade sur le ventre; dans ce cas, le liquide descendant sur la paroi ombilicale, donnerait lieu à une *matité* qui n'existe pas dans l'état normal.

CHAPITRE II.

AFFECTIONS DES ORGANES CONTENUS DANS LA CAVITÉ THORACIQUE.

ARTICLE PREMIER.

AFFECTIONS DES ORGANES DE LA RESPIRATION.

§ Ier.

BRONCHITE.

On nomme bronchite, rhume, ou catarrhe, l'inflammation de la membrane muqueuse qui recouvre la surface interne des bronches dans toute leur étendue.

Dans le début, cette affection ne donne lieu à aucun râle. En effet, une hyperémie plus ou moins considérable de la membrane muqueuse des bronches, est la seule lésion qu'on rencontre dans cette période.

Cependant la cessation de sécrétion et la sécheresse qui sont propres à la première période de la bronchite comme à toutes les autres affections inflammatoires des membranes, n'ont-elles pas quelque influence sur le bruit respiratoire?

Aucun observateur, que nous sachions, n'a encore fixé l'attention sur cet objet. Une observation attentive nous a appris qu'au début d'une bronchite, la respiration est toujours plus *âpre* que dans l'état normal. Cette simple *âpreté* du murmure respiratoire, résulte du frottement de l'air contre les parois desséchées des voies aériennes. Le même phénomène s'observe au début des fièvres éruptives et de toutes les autres affections qui offrent un mouvement fébrile prononcé.

Plus tard la période sécrétoire survient, et les malades commencent à expectorer des crachats peu copieux, blancs, visqueux et filans.

La membrane muqueuse des bronches est encore trop sensible pour laisser séjourner ces matières, de sorte qu'elles sont expertorées à mesure qu'elles sont sécretées, et ne donnent lieu le plus souvent à aucun des bruits provenant du déplacement du liquide.

Mais pourtant nous ne pensons pas que ces matières soient tout-à-fait étrangères aux bruits qu'on observe quelquefois dans les premiers jours d'une bronchite aiguë. Nous croyons qu'il serait difficile d'expliquer toujours le *râle sibilant* qu'on observe quelquefois à cette époque par le seul engorgement de la membrane muqueuse, et que le plus souvent ce râle est dû à une couche mince de mucus visqueux accolé à la surface interne des bronches, dont les canaux sont déjà plus ou moins rétrécis par l'engorgement. C'est ce que semblent prouver l'apparition subite de ce bruit et sa disparition instantanée après l'expectoration d'une petite quantité de mucus visqueux. En même tems qu'on entend le *râle sibilant* dans certains points de la poitrine, on trouve souvent ailleurs un autre bruit généralement connu depuis Laënnec sous le nom de *râle sonore grave*.

Ce dernier bruit est encore peut-être plus variable que le *râle sibilant*. Il nous est arrivé très-souvent de le voir disparaître dans les mêmes points où nous venions de le constater un moment auparavant.

Si le *râle sonore grave* ne se présente que par intervalles et qu'il disparaisse après l'expectoration, il est très-probable aussi qu'il est dû aux vibrations du mucus visqueux rétrécissant à lui seul les tuyaux bronchiques ou accolé aux lèvres d'un léger rétrécissement des bronches, et que l'engorgement de la membrane muqueuse n'est pas poussé très-loin.

On voit, d'après ce que nous venons de dire, qu'il est souvent difficile au commencement de déclarer la présence d'une bronchite au moyen des seuls signes d'auscultation, à moins de répéter l'examen à plusieurs reprises et à des distances variées de la dernière expectoration.

La percussion ne nous offre pas plus de lumière dans cette période; l'air entre en général en quantité suffisante dans les poumons pour qu'ils offrent le son clair normal.

Tout ce que nous avons dit jusqu'à présent, s'applique à la bronchique aigue légère; mais si cette affection est très-intense et parvenue au point de gravité d'une pneumonie, si la membrane muqueuse est engorgée considérablement dans une grande étendue des voies aériennes, les râles *sibilant et sonore* s'expliqueront suffisamment par cette seule disposition. Ces râles s'entendent alors dans une grande étendue de la poitrine, et persistent plus long-tems. L'air ne peut plus entrer en quantité convenable dans les vésicules pulmonaires, le *murmure vésiculaire* s'entend à peine, et la percussion rend un son plus ou moins *mat*.

Lorsque les matières sécretées par la membrane muqueuse des bronches sont plus copieuses, et que l'expectoration n'est plus en rapport avec la sécrétion, le déplacement des mucosités pendant le passage de l'air, donne lieu à un bruit particulier que nous connaissons déjà sous le nom de *râle muqueux*, ou *râle bronchique humide*, lequel s'entend aussi bien pendant l'inspiration que pendant l'expiration; ou au *râle sous-crépitant*, si le déplacement du liquide a lieu dans les bronches d'un petit diamètre; ce dernier râle se rapproche davantage du *râle crépitant*, d'une pneumonie, en ce qu'il est sec et qu'il ne se laisse entendre le plus souvent que pendant l'inspiration.

Assez souvent le mélange des bruits anormaux de la respiration dans une bronchite imite très-bien le *roucoulement* des tourterelles, ou le *cri* d'un rabot ou celui de différens oiseaux.

Si une bronchite aiguë passe à l'état chronique, l'intensité de l'inflammation diminue, mais pourtant les signes d'auscultation que nous avons notés dans la première période persistent le plus souvent ; et, en outre, on en observe de nouveaux.

En effet, lorsque la membrane muqueuse des bronches est pendant long-tems le siége d'une hypérémie, il arrive assez souvent qu'un des tuyaux bronchiques s'oblitère par suite de l'engorgement de la membrane muqueuse, soit seule, soit conjointement avec les autres tissus qui constituent les parois des bronches. Dans ce cas, la percussion donnera en général le son *clair*, mais en auscultant la région qui correspond à la partie du poumon recevant les rameaux de la bronche obstruée, on n'entendra pas de *murmure respiratoire*.

La même absence du *bruit respiratoire* s'observe dans l'emphysème vésiculaire ; mais outre que la confusion de ces deux états morbides n'a pas de suites dangereuses, on peut souvent les distinguer par la durée des signes tirés de l'auscultation : c'est ainsi qu'il nous est arrivé une fois de prendre l'obstruction d'une bronche pour l'emphysème ; mais nous n'avons pas tardé à reconnaître notre erreur lorsqu'au bout de quelques jours la respiration se fit entendre dans les parties où elle n'existait pas auparavant. S'il se fut agi d'un emphysème, cette disparition n'aurait pas été si prompte.

Une autre fois, c'est un crachat qui devient visqueux, et bouche complètement une bronche. Si cet obstacle a lieu dans une des premières divisions bronchiques, son apparition rapide produit une grande dyspnée, le malade se relève sur son séant s'il était couché, et fait de vains efforts pour respirer. La poitrine percutée donne un son *clair*, mais le *murmure respiratoire* est effacé dans toute la partie du poumon qui reçoit les rameaux de la bronche obstruée.

Ce changement instantané dans une région qui donnait auparavant les signes normaux de l'auscultation, fera distinguer cet état des précédens. Si malheureusement on ne le reconnaissait promptement, et on ne lui opposait pas un remède approprié, le malade ne tarderait pas à périr. M. Andral cite un cas semblable dans le premier volume de son excellent ouvrage. (*Clinique médicale*).

Une des lésions qu'on rencontre assez souvent après des catarrhes chroniques prolongés est la dilatation des bronches.

Celle-ci peut avoir lieu tantôt dans tout

le trajet des bronches, tantôt dans une étendue plus ou moins circonscrite.

Dans le premier cas, l'air passant par des tuyaux bronchiques d'un calibre considérable, produit un *souffle* plus ou moins étendu. Et si, en outre, il y a quelques liquides dans les voies aériennes, leur déplacement par l'air qui entre et sort à chaque mouvement de la respiration, donnera lieu à un *râle muqueux* à bulles très-grosses, ayant beaucoup de ressemblance avec le *râle caverneux* ou gargouillement.

Lorsque le malade qui se trouve dans cette condition vient à parler, la voix retentit avec force dans tout le trajet des bronches dilatées, de sorte qu'on entend la *bronchophonie*, et quelquefois même la *pectoriloquie*.

La percussion exécutée dans le trajet des bronches dilatées pourra donner un son plus *clair* que dans l'état normal, et quelquefois même le bruit de pot fêlé (1). Mais

(1) Nous avons actuellement sous les yeux un malade qui offre le bruit de *pot fêlé* sur plusieurs points de la poitrine. La circonstance de la multiplicité de ce bruit a d'abord écarté de nous l'idée des cavernes, et l'auscultation est venue confirmer notre opinion.

si la dilatation n'est que médiocre, et qu'elle atteigne pourtant plusieurs bronches à la fois, la percussion offrira le plus souvent un son *mat*, effet de l'occlusion des cavités vécusilaires comprimées par les parois des bronches dilatées.

D'après ce que nous venons de dire, on voit qu'il y a beaucoup de rapprochement entre les signes d'auscultation qui accompagnent la dilation des bronches et ceux d'une caverne. En effet, nous avons vu qu'une dilatation des bronches peut donner lieu à un *souffle* qu'on appelle *caverneux*, au *gargouillement* et à la *pectoriloquie*, signes qui caractérisent une caverne des poumons.

Cependant, si ces phénomènes se répètent sur plusieurs points à la fois, ce qui arrive lorsque la dilatation des bronches a lieu dans une grande étendue de la poitrine; si, dans la marche de la maladie, on n'observe aucun des signes rationels d'une *phthisie tuberculeuse*, tels que les sueurs et les dévoiemens colliquatifs, le diagnostic cessera d'être incertain. Mais il deviendra incontestablement plus difficile, si la dilatation bronchique est circonscrite et bornée à une seule bronche. En effet, dans ce cas, la bronche dilatée se trouvera dans des conditions tout-à-fait analogues à celles d'une caverne, si ce n'est que dans le premier cas, les parois de la cavité sont formées par les cerceaux cartilagineux des voix aériennes, tandis que, dans le dernier, c'est le parenchyme même du poumon qui les constitue. Dans les deux cas, le *souffle caverneux* et la *pectoriloquie* seront circonscrits. Dans les deux cas, la percussion pourra offrir le *bruit de pot fêlé*. Ce n'est donc que la présence ou l'absence des signes rationels qui pourra éclairer le diagnostic. Cependant, ne dissimulons pas la difficulté, et avouons que, plus d'une fois, on a pu prendre des dilatations partielles des bronches accompagnées de crachats copieux et fétides pour des cavernes.

Si le catarrhe dure pendant long-tems, les parois des bronches se relâchent et perdent leur élasticité. L'expiration ne se fait qu'incomplètement; ce qui facilite la dilatation des dernières ramifications bronchiques déjà favorisée par les quintes de la toux.

Les vésicules restent à peu près dans une dilatation stationnaire, et dans les autopsies elles sont souvent apercevables à l'œil nu. Cet état des poumons est connu depuis l'auteur de l'auscultation sous le nom *d'emphysème pulmonaire*.

L'air ne pouvant dilater d'avantage les vésicules et celles-ci ne pouvant se rétracter pendant l'expiration, on ne trouvera aucun *bruit respiratoire*. La percussion offrira une résonnance plus *claire* que dans l'état normal, puisque la quantité d'air contenue dans les voies aériennes est aussi plus grande.

La persistance de cet état fait prendre aux poumons un volume considérable; et la poitrine devient quelquefois bombée du côté correspondant à l'emphysème.

Si, dans le cours d'une bronchite chronique qui est le point de départ de l'emphysème, il survient plusieurs bronchites aiguës, les quintes de toux augmentent de fréquence, et il arrive quelquefois qu'à la suite des efforts qu'elles déterminent, les vésicules pulmonaires déjà distendues outre mesure viennent à se rompre. Alors l'air passe par cette nouvelle voie dans le tissu cellulaire interlobulaire et soulève la plèvre. Ce passage est accompagné d'un bruit particulier connu depuis Laënnec sous le nom de *craquement* ou de *râle crépitant sec, à grosses bulles*.

Et si l'air ainsi *extravasé* soulève la plèvre et forme des espèces de phlyctènes, celles-ci froissées par le mouvement des plèvres pendant l'inspiration et l'expiration, donneront lieu au bruit de *frottement ascendant et descendant.*

§ II.

PNEUMONIE.

La pneumonie est une inflammation des parois des vésicules pulmonaires, tantôt seules, tantôt avec le tissu cellulaire inter-vésiculaire.

C'est une des affections sur le diagnostic de laquelle on a commis le moins d'erreurs, et pourtant elle a été très-souvent méconnue jusqu'à l'introduction de la percussion et de l'auscultation.

Il est vrai que l'expectoration est souvent un caractère suffisant pour annoncer la présence d'une pneumonie. Mais l'expérience a appris que, dans des cas très-nombreux, ce signe manque complètement, ou n'a pas d'autres caractères que dans une bronchite. L'auscultation seule ou aidée de la percussion peut, dans ce cas, éviter toute méprise.

Au début l'hyperémie active dont les vésicules sont le siége dans une pneumonie, n'a pas d'autre résultat que l'interruption de toute sécrétion, et une production de sécheresse dans tout le trajet des conduits aériens enflammés.

Mais bientôt la période sécrétoire arrive, et quoi qu'elle ne se manifeste encore au commencement par aucune expectoration, l'auscultation peut déjà découvrir la présence des liquides dans les vesicules.

Ceux-ci concourent avec l'air à former, pendant chaque inspiration, de petites bulles dont la rupture donne lieu à un bruit particulier semblable à celui qu'offre *l'ébullition* d'un corps *gras*. Ce bruit est connu sous le nom de *râle crépitant*, et il constitue le premier phénomène d'auscultation d'une pneumonie. Il se distingue du râle muqueux parce qu'on ne l'entend jamais que pendant l'inspiration et par un caractère de sécheresse. Nous pensons qu'on peut distinguer deux variétés dans le *râle crépitant* :

1°. Le *râle crépitant très-fin*, analogue au bruit qu'on obtient en froissant entre les doigts des cheveux roides, ou au bruit qu'on obtient en déchirant le taffetas d'Angleterre. Celui-ci est caractéristique d'une pneumonie; et nous n'avons jamais manqué de vérifier la présence de cette affection chaque fois que nous avions constaté ce phénomène. Cependant on pourrait peut-être encore confondre avec lui un bruit de frottement très-fin et sec qu'on entend dans certaines pleurésies avec des fausses membranes.

2°. Le *râle crépitant gros*, ressemblant beaucoup au *râle sous-crépitant*. De même que le précédent, ce dernier ne s'entend que pendant l'inspiration, mais ce caractère est aussi commun au *râle sous-crépitant*. Cette variété est loin d'être aussi pathognomonique d'une pneumonie, que la variété précédente, et sans qu'elle change de ses caractères, elle est prise une fois pour le *râle crépitant*, une autre fois pour le *râle sous-crépitant*, selon que les autres symptômes qu'elle accompagne, sont ceux d'une pneumonie ou d'une bronchite.

Ce n'est jamais le *râle crépitant* seul qu'on entend dans toute l'étendue du poumon enflammé au premier degré. La sécrétion ne commence presque jamais à la fois dans toutes les vésicules. Quelques-unes contiennent déjà de la sérosité sanguinolente, tandis que les autres sont encore complètement perméables à l'air. D'où il suit que le *râle crépitant* doit être au commencement mêlé au murmure respiratoire.

Si la maladie fait des progrès, la sécrétion arrive dans les vésicules où elle n'avait pas encore lieu et le *murmure* respiratoire fait place au *râle crépitant* dans une étendue plus considérable.

Si, au contraire, la maladie diminue d'intensité, si la sérosité est résorbée, le *râle crépitant* diminue d'étendue, ensuite disparaît complètement et est remplacé par le murmure vésiculaire.

L'inflammation n'est encore qu'à son premier degré. Le parenchyme pulmonaire est abreuvé des liquides, dont les vésicules ne sont qu'incomplètement remplies, et qui sont susceptibles de déplacement. A l'incision, ces liquides sortent mêlés d'air et produisent un bruit ou une crépitation analogue à celle qu'on entend lors de la vie pendant la respiration. Si on comprime avec le stéthoscope le poumon enflammé à ce dégré, on entend le même bruit.

La percussion de la poitrine offrira dans les points correspondans aux parties des poumons engoués, un son moins *clair* que dans l'état normal. Cependant la *matité* ne sera pas très-prononcée à cause d'une quantité plus ou moins grande d'air qui pénètre encore les cavités des vésicules.

Si l'inflammation augmente d'intensité, la pneumonie passe bientôt au deuxième degré. La matière séro-sanguinolente est sécrétée en plus grande quantité, sa viscosité augmente, et bientôt il arrive un moment où elle obstrue complètement les cavités des vésicules.

Les poumons ont alors un volume plus considérable, ils ne reviennent pas sur eux-mêmes après l'enlèvement de la partie antérieure du thorax, leur tissu paraît plus consistant, et c'est ce qui a fait nommer cet état *hépatisation*.

Mais cette augmentation de consistance n'est qu'une simple illusion. Le parenchyme pulmonaire est plus friable comme tous les autres tissus enflammés, et se trouve dans un véritable état de *ramollissement*, comme l'a remarqué un de nos observateurs des plus célèbres (1).

Si les vésicules sont uniformément distendues par la matière séro-sanguinolente, visqueuse et solidifiée, les incisions des lobes enflammés présenteront des surfaces unies; mais si l'inflammation n'existe pas partout avec une égale intensité, si ce n'est qu'un petit nombre des cavités vésiculaires qui sont obstruées, et les autres remplies d'une petite quantité de liquide ou encore

(1) Voyez *Clinique médicale*, tome 1, Andral.

perméables à l'air, ces matières vont s'échapper à l'incision. Les parois des vésicules qui les contenaient, reviendront sur elles-mêmes, et les visicules distendues présenteront des granulations rouges proéminentes au-dessus du niveau des incisions.

Lorsque les poumons se trouvent dans un tel état, l'air n'entre plus dans les vésicules obstruées, et on n'entend plus le *murmure respiratoire*; mais le *souffle bronchique*, dans les parois correspondantes.

La voix retentira avec force dans les tubes bronchiques, et il y aura de la bronchophonie.

En percutant les parties de la poitrine qui correspondent anx poumons enflammés au deuxième degré, on sentira une résistance et une matité analogues à celle qu'on éprouve, d'après la juste expression d'Avenbrugger, en frappant un morceau de chair.

Ces signes ont leur siége invariable, quelle que soit la position du malade; caractère qui distingue la pneumonie au deuxième degré d'un épanchement pleurétique. Tout ce que nous avons dit du mode d'apparition du *râle crépitant*, s'applique également au *souffle* et à la *bronchophonie*.

En effet, lorsqu'une pneumonie passe du

premier au deuxième degré, ce n'est presque jamais dans toute l'étendue du poumon enflammé qu'on entend d'abord ces derniers signes; mais, dans certains points seulement, tandis que, dans d'autres, on trouve encore du *râle crépitant*. A mesure que la maladie fait des progrès, l'étendue du râle crépitant diminue, et celle du souffle bronchique augmente proportionnellement. Il arrive enfin un moment où l'on n'entend dans toute l'entendue du poumon enflammé que le *souffle* et la *bronchophonie*.

Dès que la pneumonie est arrivée une fois au deuxième degré (hépatisation ou ramollissment rouge), elle peut prendre deux marches opposées; ou la maladie continue encore à faire des progrès et passe au troisième degré (hépatisation ou ramollissement gris) ou elle marche vers la guérison.

Les signes d'auscultation de la pneumonie au troisième degré, ne diffèrent pas de ceux de la pneumonie au deuxième degré.

En effet, le caractère anatomique de ces deux états, est à peu près le même, si ce n'est que les parois des vésicules enflammées sécrètent du pus au troisième degré, au lieu de matière séro-sanguinolente.

Le pus est ordinairement disséminé dans

le parenchyme pulmonaire, de sorte qu'une coupe du poumon dans les parties enflammées, présentera une surface grise, unie ou parsemée de granulations.

La formation des abcès n'est pas si fréquente qu'on le croyait autrefois; aujourd'hui qu'on attache plus de scrupule aux recherches anatomo-pathologiques, on compte à peine quelques exemples incontestables d'abcès des poumons.

Ce que les anciens prenaient très-souvent pour des abcès des poumons, n'était, comme l'a remarqué avec beaucoup de raison M. Andral, que des cavités produites artificiellement à l'ouverture, par l'écrasement accidentel du parenchyme pulmonaire ramolli, et remplies du pus provenant des parties environnantes.

Si un abcès se forme dans les poumons, on pourra reconnaître sa présence par le gargouillement, le souffle et les autres signes d'une caverne. Leur manifestation rapide dans le cours d'une pneumonie aiguë, les fera distinguer des véritables cavernes, suite du ramollissement des tubercules.

Les mêmes signes serviront encore à reconnaître une gangrène, lorsque les poumons en sont frappés dans une étendue circonscrite. La fétidité et les autres caractères tirés de l'expectoration, feront distinguer cette terminaison d'une caverne tuberculeuse ou d'un abcès.

Au lieu de se terminer d'une des manières que nous venons d'indiquer, la pneumonie aiguë peut se passer à un état d'induration chronique ; état qui peut même survenir primitivement. Dans ce cas, les signes d'auscultation ne différeront de ceux d'une pneumonie aiguë que par leur marche et leur durée.

Lorsque au lieu de suivre une marche progressive, la pneumonie au deuxième degré entre en voie de résolution, le *souffle*, la *bronchophonie*, la *matité* du son ainsi que la *résistance* aux doigts s'effacent peu à peu et sont remplacées par d'autres signes.

Les poumons ne passent jamais immédiatement de l'hépatisation rouge à l'état normal. Ce passage se fait graduellement par la résorbtion d'une partie de la matière visqueuse, qui obstrue les cavités vésiculaires. Par cette soustraction l'autre partie devient susceptible de déplacement par l'air, de sorte qu'on entend de nouveau le *râle crépitant* là où il avait fait place au *souffle bronchique*.

Cette réapparition du *râle crépitant* est connue sous le nom de *râle crépitant de retour*.

Bientôt toute la matière scro-sanguinolente est résorbée, il n'y a plus rien pour produire le *râle crépitant* et la respiration normale arrive.

Ces changemens ne surviennent pas non plus simultanément dans toutes les parties. Mais tandis que, dans certains points, le soufle a fait place au râle crépitant ou même celui-ci à la respiration normale, dans d'autres points le râle crépitant commence à peine à paraître.

D'après tous ces faits on voit qu'au moyen de l'auscultation et de la percussion médiate, on peut reconnaître et suivre la marche d'une pneumonie, et que l'oreille peut découvrir cette affection dans beaucoup de cas où les autres signes comme la dyspnée et l'expectoration n'indiquent rien qui puisse la faire soupçonner.

Cependant, ce serait s'abuser que de croire que l'auscultation est un moyen infaillible de diagnostic.

Lorsque l'inflammation n'atteint que quelques noyaux du centre des poumons, les bruits anormaux, s'il en existe, seront masqués par le bruit normal des parties environnantes. Il en sera de même dans les pneumonies lobulaires, où les nombreux lobules enflammés sont environnés d'autres lobules sains.

Combien n'éprouve-t-on pas de difficulté pour reconnaître au moyen de l'auscultation une inflammation partielle de la base des poumons ? Pourra-t-on songer à obtenir quelques lumières de la percussion ?

Quelques auteurs et M. Andral en particulier, disent avoir observé quelquefois du côté partiellement affecté, le murmure respiratoire plus fort qu'à l'ordinaire où la respiration puérile. Ce dernier signale même cette circonstance comme un signe capable de jeter quelque jour sur le diagnostic.

Avouons pourtant que le cas sera bien difficile. Comment reconnaître lequel des deux poumons est malade, lorsque la respiration s'entend bien et sans râles dans chacun d'eux et ne sera-t-on pas porté le plus souvent à regarder comme affecté celui où l'on entend la respiration plus faible ?

Mais dans les cas même où la pneumonie est hors de doute, suit-elle toujours la même marche? *Le râle crépitant* doit-il constamment précéder l'apparition du *souffle bronchique* et ce dernier sera-t-il toujours suivi du premier;

avant la réapparition de l'état normal ? Lorsqu'au début de la maladie on trouve le *souffle bronchique* et avec lui tous les autres signes d'une pneumonie, faut-il regarder l'affection comme telle, quoique le *râle crépitant* n'ait pas précédé ?

Toutes ces questions sont d'une grande importance et méritent que nous leur consacrions un développement plus détaillé.

Nous avons dit plus haut en parlant de l'anatomie pathologique, de la pneumonie, que l'inflammation des vésicules pulmonaires a presque toujours pour effet immédiat la sécrétion d'un liquide séro-sanguinolent susceptible de donner lieu au *râle crépitant*.

Mais il est d'autres cas où l'élément pathologique n'est pas tout-à-fait identique.

Nous allons citer deux observations où la maladie a débuté par le *souffle bronchique*, lequel a persisté durant tout son cours, jusqu'à la réapparition de la respiration normale.

Observation première.

N***, âgé de trente-deux ans, maçon, est entré le 24 décembre 1834, à l'hôpital de la Charité, au nº 18 de la salle Saint-Jean-de-Dieu; habituellement bien portant, il n'est malade que depuis deux jours. La nuit du 22 au 23 se levant en chemise, il éprouva une sensation de froid. Le lendemain à midi il commença à éprouver un point dans le côté droit et de la toux. Les frissons ne survinrent que sur les dix heures du soir avec l'expectoration sanguine caractéristique d'une pneumonie. Le malade n'a pris chez lui que de la tisanne de chiendent.

Etat du 25. Décubitus dorsal, dyspnée prononcée, figure colorée, enrouement très-considérable, cent pulsations. La résonnance et la respiration sont normales au-devant de la poitrine. En arrière et à droite, *matité* complète au sommet du poumon, *souffle bronchique* dans la même région, et *bronchophonie*. Plus bas, rien d'anormal; à gauche, la respiration et la résonnance sont bonnes. L'attention la plus minutieuse ne découvre pas de râle *crépitant*. Sensation de chaleur dans la poitrine, crachats rouillés d'une pneumonie. Pas de selles depuis l'invasion de la maladie. (Infusion de violette et de guimauve. Saignée de quatre palettes, répétée le soir; ventouses scarifiées sur l'endroit malade, pour tirer trois palettes de sang. Gilet de laine.)

26. Le sang est couenneux. Pas de *souffle bronchique*, pas de *râle crépitant*, et l'on en-

tend le *bruit respiratoire normal* dans les parties où l'on a constaté la présence du *souffle*. Vingt-deux inspirations ; soixante-six pulsations. L'enrouement a beaucoup diminué ; crachats moins rouillés. (Cataplasme ; lavemens émolliens. Looch blanc avec thridace, 8 gr.)

27. Quatre-vingt-huit pulsations. Le reste, *ut suprà*.

28. Crachats visqueux, muqueux, un peu jaunâtres. Le point du côté droit est revenu. Respiration plus âpre qu'à l'état normal ; pas de *souffle*, pas de *retentissement* de la voix. (Infusion de violette et de guimauve. Lavemens émolliens. Cataplasme. Diète.)

Depuis cette époque, le malade est en pleine convalescence ; on n'entend aucun bruit anormal. On lui accorde des alimens, et il sort le 8 janvier, dans un état tout-à-fait satisfaisant.

La maladie qui est le sujet de cette observation, présente tous les caractères d'une pneumonie au deuxième degré : *matité* avec *résistance* aux doigts; *souffle bronchique*, bronchophonie et crachats rouillés caractéristiques, et pourtant le *souffle* n'a été précédé ni suivi d'aucun *râle crépitant*.

Il est vrai que nous n'avons pas suivi la

maladie dès son début ; mais si le râle eût existé au commencement, il serait extraordinaire que nous n'ayons pu en rencontrer au moins quelques bulles le troisième jour. La marche ultérieure de la maladie appuie notre manière de voir. Nous avons vu, en effet, *le souffle bronchique* passer immédiatement au bruit respiratoire normal.

Quelle est la raison de cette anomalie ? Elle nous paraît dépendre d'une disposition particulière des parties affectées. Dans l'état ordinaire, les vésicules enflammées secrètent un liquide séro-sanguinolent assez copieux ; et celui-ci, déplacé par l'air, donne naissance au *râle crépitant*. Plus tard, ce liquide se solidifie, et bouche complètement les cavités des vésicules ; de sorte que l'air s'arrête dans les bronches, et donne lieu au *souffle bronchique*. Est-ce donc à cette matière solidifiée qu'était dû le *souffle* observé dans le cas dont il s'agit ? Nous ne le pensons pas. Cette matière avait été sécrétée en trop petite quantité, pour pouvoir obstruer les vésicules. L'expectoration était peu copieuse. Il nous paraît donc probable que l'élément pathologique principal, dans cette affection, était une congestion forte des voies aériennes, congestion qui avait produit un épaississement considérable de leurs parois ; de sorte que celles-ci sont venues se toucher dans les vésicules, et effacer les cavités vésiculaires.

L'enrouement de la voix, qui s'explique très-bien par l'engorgement de la membrane muqueuse des voies aériennes, est une raison de plus en faveur de notre opinion. Des saignées copieuses ayant désempli les vaisseaux, ont dégorgé les parois hypérémiées, et le *souffle* a disparu avec l'enrouement.

Observation deuxième.

F. A., menuisier, âgé de 51 ans, est entré le 18 février 1834 à l'hôpital de la Charité, salle Saint-Jean-de-Dieu, nº 12.

Il jouissait habituellement d'une bonne santé, lorsque, le 7 février, après avoir bu, la veille, beaucoup de cidre très-froid, il commença à sentir de la chaleur dans la poitrine, de la faiblesse, de la soif et de la toux. Les crachats étaient safranés. Dans cet état, il resta chez lui continuellement alité jusqu'au 18.

Etat du 19. Décubitus dorsal; prostration; yeux affaissés; cornée couverte d'un brouillard. Sa figure ressemble à celle des cholériques : langue sèche et collante ; lèvres sèches ainsi que les dents. Anorexie, soif, respiration lente, rendant à peine sensibles les mouvemens du thorax. Pas de gêne en respirant, pas de crachats.

La percussion donne un son *clair* dans toute l'étendue de la poitrine à gauche, et à droite seulement dans sa partie inférieure. En haut du même côté, le son est *mat*, en avant comme en arrière; le bruit respiratoire s'entend bien à gauche et à droite, partout où l'on a trouvé le son *clair*. Le sommet du côté droit fait entendre le *souffle bronchique* et la *bronchophonie*.

Soixante-six pulsations; seize inspirations. La peau n'est ni très-chaude, ni très-sèche. Rien du côté des voies digestives. (Infusion de fleurs de guimauve. Looch blanc avec deux gros d'oxyde blanc d'antimoine. Lavement laxatif. Diète).

20. Même état, pas de crachats (*ut suprà*).

21. Langue plus humide; le son est moins *mat* au sommet du poumon droit; la *bronchophonie* persiste, trois selles (*ut suprà*, trois bouillons de poulet).

22. Le son est à peine différent des deux côtés; le *murmure vésiculaire* revient au som-

met du poumon droit en arrière (trois tasses de bouillon de poulet).

23. La respiration n'est que très-peu *soufflante* au sommet du poumon droit (même prescription).

24. Le pouls conserve sa force et sa souplesse, soixante pulsations, appétit bon, la respiration s'entend mieux au sommet du poumon droit (looch blanc sans oxyde d'antimoine, le reste *ut suprà*).

25. Expectoration muqueuse, quelques crachats jaunâtres, la voix retentit un peu plus au sommet du côté droit que du côté opposé (demi quart).

Les jours suivans, la respiration s'approche de plus en plus de l'état normal. On accorde plus d'alimens au malade; on ne trouve aucune trace des râles *crépitant* et *muqueux*, et le malade sort le 29, dans un très-bon état.

Il est vrai que, dans cette observation, nous n'avons suivi la maladie, que dès le onzième jour de son invasion de sorte que la pneumonie avait eu un tems suffisant, selon sa marche ordinaire, pour passer à la deuxième période, et pour s'y présenter, alors que nous l'examinions pour la première fois.

Mais jugeant, d'après la terminaison de la maladie, qui, après avoir signalé son cours par le *souffle* et la *bronchophonie*, passe immédiatement à l'état normal, sans offrir de bruits intermédiaires avant l'apparition de *murmure respiratoire*, nous trouvons dans ce rapprochement des raisons de croire que cette affection consistait principalement, ainsi que la précédente, en une forte congestion des parois vésiculaires, et dans l'oblitération consécutive de leurs cavités.

Cet état pathologique explique bien l'absence complète du *râle crépitant de retour*, ainsi qu'il nous donne une forte présomption de celle du *râle crépitant* primitif.

Cette observation nous donne encore une preuve négative de l'importance d'un traitement énergique : jusqu'à son arrivée à l'hôpital le malade n'avait subi aucun traitement. Son état était très-grave, quoique l'affection ne fût pas très-étendue. A l'hôpital on lui ordonna un traitement peu énergique, et nous avons vu avec quelle lenteur la maladie marchait vers la résolution, tandis que dans l'observation précédente elle fut enrayée rapidement par des émissions sanguines copieuses. Ces deux cas doivent suffire pour prouver aux médecins que la manifestation du *râle crépitant* n'est pas absolument nécessaire dans le cours d'une pneumonie, et que le *souffle bronchique* peut se manifester dans cette affection sans être précédé de *râle crépitant*.

Une autre fois la pneumonie se traduit à l'explorateur par les crachats pathognomoniques, par une dyspnée considérable, par un mouvement fébrile prononcé, et pourtant l'oreille ne distingue, ni *souffle*, ni *râle crépitant*; le bruit respiratoire s'entend à peine, et une *matité* plus ou moins prononcée remplace le son *clair* de l'état normal. Voilà encore une variété de pneumonie qui correspond à ce qu'autrefois on nommait *pneumonie catarrhale*, et où manquent complètement, non-seulement le *râle crépitant*, mais encore le *souffle bronchique*.

Devons-nous parler encore de ces pneumonies bâtardes (*peripneumonia notha*), ou de pneumonies hypostatiques, si bien décrites par M. Piorry, où souvent on n'observe d'autre signe de la pneumonie que la *matité*?

Ces anomalies, loin de mettre en défaut l'importante découverte de Laënnec, n'ont pu être bien appréciées et analysées que par elle. Et loin de mentir, son contrôle sur les autres signes les a convaincus d'imperfection et d'inexactitude, lorsqu'ils ne tenaient pas compte des différences que nous avons pu non-seulement observer, mais encore expliquer.

§ III.

PLEURÉSIE.

On connait sous ce nom l'inflammation de la plèvre. Cette inflammation envahit tantôt les deux plèvres pulmonaire et costale dans une grande étendue, et constitue alors la *pleurésie générale*. Tantôt elle est bornée à une petite partie de la plèvre; ce qui constitue la *pleurésie partielle* des auteurs.

La pleurésie partielle offre trois variétés principales; désignées sous le nom de pleurésies *interlobaire*, *diaphragmatique* et *médiane*, suivant le siége de l'inflammation.

Comme l'inflammation de chaque membrane séreuse, la pleurésie offre à considérer, des altérations de la plèvre elle-même, et des altérations des liquides sécrétés par cette membrane.

Lorsqu'il n'y a qu'une simple congestion de la membrane ou de son tissu subjacent, la percussion ne pourra saisir aucun caractère anormal, à moins que cet état ne dure pendant plusieurs jours. Dans ce cas de persistence comme l'a déjà observé Corvisart, et comme nous l'avons tout récemment vérifié, la percussion pourra offrir une *matité* plus ou moins considérable, suivant l'épaisseur des tissus enflammés.

Si à l'inflammation se joint comme il arrive le plus souvent une douleur forte, les malades dilatent moins le côté affecté, l'air entre en quantité moins considérable dans le poumon correspondant, et le *bruit respiratoire* s'y entend plus faible que du côté sain.

Lorsque la plèvre enflammée sécrète une matière coagulable, cette matière ne tarde pas à se concréter en une fausse membrane, qui, tantôt recouvre une des plèvres dans une étendue plus ou moins considérable, tantôt réunit à la manière d'une bride la plèvre costale à la plèvre pulmonaire.

Il est démontré aujourd'hui par les expériences de M. Reynaud que, pendant chaque inspiration, la plèvre pulmonaire s'approche de la plèvre costale. Or, si les plèvres sont recouvertes de fausses membranes, ces dernières froissées pendant chaque mouvement de la respiration, donneront lieu à un bruit anormal, connu sous le nom générique de *frottement*.

Ce bruit peut avoir des nuances variées. Quelquefois il est si léger qu'il mérite à peine le nom de *frôlement*.

Une fois nous lui avons trouvé beaucoup de ressemblance avec le bruit de *cuir neuf*, et à l'autopsie nous avons constaté dans l'endroit correspondant à sa manifestion, une fausse membrane de nature presque fibreuse, et réunissant les deux plèvres en forme d'une bride assez longue.

Une autre fois il avait beaucoup d'analogie avec le *râle sonore* ou bien avec le *râle crépitant très-fin*, et, dans ces deux derniers cas, l'origine très-superficielle du bruit, ainsi que la possibilité d'entendre la respiration normale dans le même endroit, est le motif qui nous a porté à l'expliquer par la présence des fausses membranes, opinion qui était d'ailleurs fortifiée par d'autres signes de la pleurésie.

Lorsque ces différens bruits sont très-prononcés la main appliquée sur les parois de la poitrine, sentira des vibrations pendant les mouvemens de la respiration.

Si le liquide sécrété par la plèvre enflammée ne se coagule pas en fausses membranes, il s'épanche dans la cavité des plèvres, et se rassemble en vertu de sa fluidité à la partie la plus déclive de la poitrine; de sorte que si le malade est assis, il descend derrière les piliers du diaphragme près de la colonne vertébrale. On reconnaît sa présence au son *mat* qu'offre la percussion dans cette partie. Mais il est à noter que cette *matité* n'est jamais aussi prononcée que celle d'une pneumonie au deuxième degré.

Une petite quantité de liquide peut s'élever dans cette région à une hauteur assez considérable, à cause des dimensions très-étroites de la partie inférieure de la cavité plèvrale; cette circonstance est à noter pour l'estimation de la quantité du liquide.

Quelquefois le liquide épanché n'occupera que deux ou trois pouces d'étendue, et le diagnostic exigera alors une attention particulière.

On distinguera la *matité* du liquide de celle du foie, et par la résistance plus considérable de la dernière et par sa position plus éloignée de la colonne vertébrale.

La différence entre la *matité* de la rate et celle du liquide, ne sera pas aussi marquée; mais il suffit déjà, pour présumer la présence d'un épanchement, de trouver de la *matité* près de la colonne vertébrale, en dedans de la rate, région qui, dans l'état normal, rend un son *clair* dû à la présence d'une lame mince de poumon.

Lorsque le liquide n'est pas très-considérable, les parois des vésicules comprimées par l'épanchement, s'approchent les unes des autres, et leurs cavités s'effacent. L'air n'entre plus dans les vésicules, et l'on n'entend plus le murmure respiratoire; mais le *souffle bronchique.*

Cependant, si l'épanchement est si considérable qu'il remplisse presque en totalité la cavité de la plèvre, on n'entendra ni le murmure vésiculaire, ni le souffle bronchique, si ce n'est le long de la colonne vertébrale où le poumon se trouve refoulé. A-mesure que l'épanchement diminue, le souffle bronchique reparaît; ainsi que l'égophonie, mais lorsque l'épanchement est resorbé, ces deux signes disparaissent, ainsi que la matité, pour faire place aux signes normaux.

En examinant avec attention les malades atteints d'épanchemens peu médiocres, il nous est arrivé quelquefois d'entendre un bruit particulier que nous nommons *bruit de pompe aspirante.* En effet, il ressemble parfaitement au gargouillement qui accompagne dans ces espèces de pompes le soulèvement du piston, lorsque le corps de pompe ne contient qu'une petite quantité de liquide.

Nous nous sommes appliqués à distinguer ce dernier bruit du gargouillement des intestins avec lequel on pourrait peut-être le confondre. Dans le dernier cas où nous l'entendîmes, nous ne le trouvâmes qu'à la partie supérieure de la poitrine, tandis que le contraire aurait dû avoir lieu s'il eût pris son point de départ dans le ventre. Dans ce cas aussi, ce bruit disparaissait lorsque le malade était couché sur le ventre, et revenait dans la position assise.

Quel est le mécanisme de ce bruit? Pourquoi ne se rencontre-t-il pas dans tous les épanchemens pleurétiques? Nous n'avons pas encore assez d'observations pour résoudre ces questions, et nous nous contentons de signaler ce fait à l'attention des observateurs.

Lorsque l'épanchement n'occupe qu'un côté de la poitrine, le côté opposé présente une expansion vésiculaire plus développée ou la respiration *puérile*.

Si l'on fait parler le malade affecté d'un épanchement pleurétique, et qu'en même tems on applique la main sur les parois correspondantes au liquide, elle ne ressentira que des vibrations très-faibles, on n'en éprouvera même aucune, tandis que ces vibrations seront très-sensibles à l'état de santé.

Ce fait a été observé par M. Reynaud.

Lorsqu'on applique l'oreille sur la partie de la poitrine qui correspond à l'épanchement, et qu'on fait parler le malade, sa voix acquiert un retentissement particulier saccadé, et ressemble beaucoup à celle d'un polichinelle ou à celle d'une chèvre. C'est de cette dernière comparaison que Laënnec a donné à ce retentissement le nom d'*égophonie*.

Nous avons donné en son lieu une explication assez développée du mécanisme de ce bruit. Nous avons dit que l'égophonie dépend de la vibration que produit la voix dans une membrane résultant de la compression et de la juxta-position des vésicules les plus superficielles. Cette membrane ne vibre que lorsqu'elle est mince, et par conséquent il n'y a d'*égophonie* que lorsque le liquide est rassemblé en quantité médiocre.

La possibilité d'entendre le *râle crépitant* chez les individus qui présentent l'égophonie en même tems qu'ils sont atteints de la pneumonie au premier degré, prouve également que la compression ne s'étend qu'aux vésicules le plus superficielles.

Laënnec attribuait ce retentissement particulier de la voix à son passage à travers le liquide d'un épanchement, et en partie à l'aplatissement et au rapprochement des parois bronchiques comprimées par le liquide et formant des espèces de hanches. Mais si son opinion était vraie, l'égophonie devrait persister même dans les épanchemens considérables. Cet auteur dit avoir produit une modification analogue en appliquant des vessies remplies d'eau sur la poitrine de plusieurs sujets.

L'*égophonie* n'est pas toujours tellement prononcée, qu'il soit facile de la distinguer de la *bronchophonie*. D'un autre côté, quelques personnes bien portantes ont la voix tellement saccadée qu'il est très-facile de s'y méprendre. D'où l'on doit conclure que, dans beaucoup de cas, on ne doit regarder la *voix chevrotante* que comme un signe auxiliaire.

Le défaut des vibrations de la poitrine, pendant l'émission de la voix, dans les parties correspondantes à l'épanchement, n'est pas non plus très-sensible dans un épanchement peu considérable.

Le *souffle bronchique* et la *matité* caractéristique d'un épanchement ordinaire s'observent également dans une pneumonie au deuxième et au troisième degré.

Mais, malgré ce rapprochement, ces deux derniers signes ne sont pas équivoques. En effet, si l'on couche sur le ventre un malade chez qui l'on a constaté, en arrière de la *matité* et du *souffle*, dans la position assise, le liquide tombera sur la partie antérieure de la poitrine devenue la plus déclive. La *matité* et le *souffle* disparaîtront en arrière, et seront remplacés par les signes de l'état normal, ou par quelques *râles*, si les bronches ou le parenchyme pulmonaire sont affectés en même tems qu'il y a un épanchement pleurétique.

Si l'on approche le malade ainsi couché du bord du lit, et qu'on percute la partie antérieure du thorax devenue la plus déclive, cette partie qui, dans la position verticale, donnait dans la plus grande étendue un son *clair* pulmonal, rend alors un son *mat* provenant de la présence du liquide.

Ces deux explorations de la partie antérieure et de la partie postérieure de la poitrine, alternativement répétées à plusieurs reprises, devront laisser peu de doute sur la nature de l'état morbide.

Lorsqu'on couche le malade sur le ventre, il faut éviter de prendre la matité du cœur, qui, dans cette position, s'applique dans une étendue plus considérable aux parois de la poitrine, pour celle de l'épanchement déplacé. Cette remarque est due à M. Piorry.

Cependant, le déplacement du liquide n'aura lieu que dans les cas d'un épanchement médiocre. Si un côté de la poitrine est rempli en totalité de liquide, l'épanchement ne changera pas de place, quelle que soit la position qu'on donne au malade. Mais alors la marche de la maladie, jointe à l'absence des bruits respiratoires et des vibrations de la voix, et à quelques signes rationels, éclairera le diagnostic, et fera distinguer un épanchement pleurétique d'un engorgement chronique des poumons, avec lequel on pourrait le confondre.

D'autres circonstances peuvent encore augmenter la difficulté du diagnostic d'un épanchement pleurétique.

Si des fausses membranes retiennent de toutes parts le liquide épanché, celui-ci n'éprouvera pas de déplacement par les changemens de position du malade; alors le *souffle* et la *matité*, caractères communs d'un épanchement et d'une hépatisation des poumons, perdant ce qu'ils avaient de distinctif dans les deux cas, ne pourront plus éloigner le doute, ou plutôt leur immobilité dans les deux cas, porterait à croire qu'on a affaire à une hépatisation.

Ainsi il arrive quelquefois que le liquide est retenu à la partie antérieure de la poitrine. Alors le poumon n'est plus refoulé en dedans vers la colonne vertébrale, mais directement vers la partie postérieure de la poitrine; on ne trouvera plus, comme dans les autres épanchemens, les signes de cette affection en arrière, mais en avant; la face postérieure offrira les signes normaux (1).

Combien n'éprouvera-t-on pas de difficulté dans le diagnostic, lorsque le liquide est retenu par les fausses membranes au sommet du poumon, siége ordinaire des engorgemens chroniques?

Quelquefois la *matité* d'un épanchement pleurétique se continue au devant du thorax et s'étend jusqu'à la région précordiale. La *matité* de cette dernière région dépend-elle du liquide épanché dans les plèvres ou du liquide rassemblé dans le péricarde. Cette

---

(1) Andral, *Clinique médicale*, tome 2, chapitre pleurésie.

question se présente assez souvent en pratique ; elle serait plus facilement résolue, si l'on réfléchissait que, pour que le liquide contenu dans la cavité des plèvres, s'étendît jusqu'au devant du cœur, il faudrait qu'il s'élevât en arrière presque jusqu'à l'épine de l'omoplate. Convaincu de ce fait, chaque fois que nous verrons une *matité* anormale dans la région précordiale se confondre du côté gauche, avec celle d'un épanchement qui ne s'élève pas au delà de la moitié du thorax, nous attribuerons la matité du cœur à une péricardite avec épanchement compliquant la pleurésie.

Mais il y a encore une autre circonstance qui puisse éclairer davantage cette question. Je veux parler des bruits du cœur qui ne sont jamais aussi sourds et éloignés dans une pleurésie avec épanchement que dans une péricardite. En effet, un épanchement pleurétique ne couvre presque jamais le cœur en entier, il le refoule plutôt au-dessous du sternum où on peut entendre les bruits superficiels.

Souvent il sera encore douteux si la matité observée dans la région précordiale est due réellement à une péricardite ou à un épanchement du médiastin.

Avant qu'on ne connut que la péricardite

avait des signes perceptibles à l'auscultation, cette distinction était impossible; aujourd'hui elle n'est plus que difficile dans un grand nombre de cas. Si avec une *matité* de ce genre, on perçoit distinctement et superficiellement les bruits normaux du cœur, on est certain que c'est le médiastin qui contient du liquide.

Mais si l'épanchement du médiastin est plus considérable, s'il comprime et éloigne le centre circulatoire, les bruits *sourds* et *éloignés* du cœur pourront faire croire à la présence d'une péricardite avec épanchement. L'erreur sera encore plus facile si l'on entend quelques bruits anormaux pendant les battemens du cœur, ce qui peut bien arriver, lorsqu'à la suite de la compression de cette organe par une pleurésie médiane, ses orifices subissent aussi un rétrécissement (1).

Enfin, pourra-t-on jamais reconnaître un épanchement qui se forme à la suite de l'inflammation de la plèvre interlobaire, et qui est retenu dans une poche, dont les parois sont formées en haut et en bas par les plèvres

---

(1) Voyez l'article : *Péricardite*, publié par M. Bouillaud dans le *Dictionnaire de médecine*, en quinze volumes.

interlobaires enflammées et complétées par des fausses membranes épaisses qui s'étendent d'un lobe à l'autre ?

Ces cas ont été pourtant rencontrés dans la pratique médicale, et M. Andral en cite un exemple très-curieux dans sa clinique (1).

Si la plèvre enflammée secrète des sérosités ainsi que des gaz, les gaz occuperont la partie supérieure et on pourra reconnaître leur présence par la plus grande clarté du son ; la partie déclive sera occupée par le liquide. En secouant le malade on produit le *flot* du liquide sensible à l'oreille, phénomène observé déjà par Hippocrate.

§ IV.

TUBERCULES.

Ce terme vague autrefois, a aujourd'hui une signification plus restreinte. On connaît actuellement sous le nom de *tubercules*, des productions morbides le plus souvent arrondies, d'un blanc-jaunâtre, d'un volume varié, solides mais friables au commencement, se ramollissant ensuite et se transformant en une masse hétérogène qui ne tarde pas à abandonner le parenchyme pulmonaire, et qui,

(1) *Clinique médicale*, tome 2, page 514.

s'évacuant ensuite par l'expectoration ne laisse d'autres traces dans la poitrine que le vide caverneux qu'elle remplissait auparavant.

Si les tubercules sont encore très-petits et peu nombreux, ils n'offrent aucun signe particulier qui puisse être perceptible à la percussion et à l'auscultation, à moins de quelque complication, comme par exemple, celle d'une pneumonie chronique, qui peut être primitive et donner naissance aux tubercules, ou secondaire et être l'effet de l'irritation excitée par ces produits morbides.

Ces petits corps ne compriment pas les parois des vésicules dans une étendue assez considérable pour empêcher à eux seuls l'entrée d'une quantité notable d'air, et pour donner lieu au *souffle bronchique*, à la *bronchophonie* et à la *matité* du son. C'est seulement lorsque les tubercules acquièrent un fort volume, et qu'ils forment des masses assez considérables que la percussion et l'auscultation peuvent faire présumer leur présence par la perception des trois phénomènes que nous venons de mentionner. Mais cette marche latente des tubercules n'est pas ce qui arrive ordinairement.

C'est sous la forme d'une bronchite ou d'une

pneumonie chronique que les tubercules débutent le plus souvent ; si c'est une bronchite qui donne lieu aux tubercules, l'inflamnation des bronches soit par la négligence des malades, soit par une résistence opiniâtre de l'affection au traitement, se propage jusqu'aux dernières ramifications bronchiques et aux vésicules et produit l'engorgement chronique des poumons ou hépatisation pulmonaire chronique.

Ces phénomènes morbides peuvent affecter une marche inverse ; ainsi l'affection peut débuter par le parenchyme pulmonaire et l'inflammation des bronches n'être que consécutive.

Lorsque la maladie débute par l'hépatisation pulmonaire chronique, elle se manifeste par les signes de la pneumonie au deuxième et au troisième degré.

La marche aiguë ou chronique, est alors la seule différence de la pneumonie et des tubercules.

Toutes les fois que ces signes durent pendant un tems assez long et qu'en outre le malade présente tous les caractères d'une prédisposition aux tubercules, on peut présumer la présence de ces produits morbides.

En même tems que les tubercules se développent d'un côté, le côté opposé présente le plus souvent la *respiration puérile*.

Mais les tubercules ne restent pas toujours dans le même état. Leur présence entretient un foyer d'irritation dans le parenchyme pulmonaire, et chez les femmes à l'époque des règles, le sang, au lieu de se diriger vers l'utérus, se détourne vers les poumons. Dans les deux sexes les personnes pléthoriques éprouvent une congestion plus considérable vers les poumons, et c'est dans cet organe que se ressentent les premiers effets après chaque trouble de mouvement circulatoire.

Ces congestions ont une influence dangereuse sur la marche des tubercules. L'inflammation chronique du parenchyme pulmonaire prend plus d'acuité, ce qui facilite le ramollissement de ces produits.

Lorsque les masses tuberculeuses sont une fois ramollies, les phénomènes d'auscultation commencent à changer d'aspect.

Si les matières ramollies sont renfermées dans les voies aériennes, elles sont susceptibles de déplacement, et l'on entend pendant la respiration, différens râles tels que les *râles muqueux*, *sous-crépitant* et quelquefois même un véritable *râle crépitant*.

Il en sera de même lorsque les tubercules occupent le tissu cellulaire inter-vésiculaire. En effet, la suppuration détruit bientôt les parois des canaux aériens, et les fait communiquer avec le foyer de la matière tuberculeuse.

Les excavations ne sont pas encore assez considérables pour rendre à la percussion le son caverneux. Et comme l'engorgement pulmonaire constitue encore à cette époque l'élément essentiel de la lésion, il en résulte le plus souvent qu'on trouve alors de la *matité* tout autour des endroits où s'entendent les râles mentionnés.

Lorsque la destruction des poumons continue, il se forme des excavations plus considérables, et celles-ci se manifestent par des signes nouveaux.

Si la caverne est remplie en grende partie d'un liquide muco-purulent sécrété par les parois enflammées, le déplacement de cette sécrétion, pendant le passage de l'air, donnera lieu au *gargouillement* ou au *râle caverneux*.

Si la matière est complètement expectorée, on n'entendra plus le gargouillement; mais l'air, passant par la caverne, retentira avec plus de force, et donnera lieu à un *souffle* connu sous le nom de *souffle caverneux*, ou de *respiration caverneuse*.

La voix du malade retentit avec beaucoup de force dans l'endroit correspondant à la caverne, et il paraît à l'observateur qu'elle est transmise directement à son oreille. Ce dernier phénomène est connu depuis Laënnec sous le nom de *pectoriloquie*. Elle s'observe toujours mieux avec le stéthoscope qu'avec l'oreille, ce qui provient peut-être de ce que le diamètre du stéthoscope ne dépassant pas celui de l'excavation, les vibrations anormales de la voix se transmettent seules à l'oreille, et ne sont pas confondues ni affaiblies par le retentissement de la voix dans les parties environnantes.

Les deux derniers signes d'auscultation, le *souffle* caverneux et la *pectoriloquie* sont, il est vrai, caractéristiques d'une caverne pulmonaire, cependant un simple engorgement des poumons avec une induration considérable de leur parenchyme, peut donner lieu au *souffle bronchique* et à une *bronchophonie* tellement prononcés, qu'ils ressemblent parfaitement au *souffle caverneux* et à la *pectoriloquie*.

Dernièrement il nous est arrivé de voir un malade chez qui plusieurs personnes

16*

croyaient avoir trouvé une caverne. En explorant sa poitrine, nous avons cru entendre le *souffle caverneux* et la *pectoriloquie*. Cependant l'absence du bruit de *pot fêlé* et une *matité* très-prononcée au sommet du poumon, nous ont porté à croire que nous avions plutôt affaire à une induration chronique, et que le *souffle* et la *pectoriloquie* que l'on croyait observer, n'étaient autre chose que le souffle bronchique et la *bronchophonie* très-prononcée. Les prétendus *souffle caverneux* et *pectoriloquie*, furent bientôt remplacés par le *râle muqueux*, résultat du ramollissement tuberculeux, ce qui confirma encore davantage notre opinion.

En percutant la région correspondante à une caverne vide, pendant que le malade entr'ouvre la bouche, on entend un bruit particulier connu généralement sous le nom de bruit de *pot fêlé* (1).

Les signes que nous venons d'énumérer, ne sont pas invariables ; mais d'un moment

---

(1) Il peut bien arriver que le bruit de *pot fêlé* ne corresponde pas à une véritable caverne, mais à une dilatation partielle des bronches. Nous avons déjà indiqué dans le chapitre consacré à la bronchite par quels caractères on peut éviter la confusion.

à un autre ils se remplacent mutellement. C'est ainsi que la même partie du poumon, qui, un peu auparavant, offrait le *râle caverneux*, fait entendre ensuite, après une expectoration copieuse, le *souffle caverneux* et la *pectoriloquie*, et rend à la percussion le bruit de pot fêlé.

Si la caverne très-considérable occupe un lobe pulmonaire presque en totalité, l'auscultation des voies aëriennes, fera découvrir *la respiration amphorique*. Si la caverne contient une certaine quantité de liquide, on entendra souvent pendant la respiration *un tintement analogue à celui d'une petite cloche qui finit de résonner, ou d'une mouche qui bourdonne dans un vase de porcelaine*. C'est le tintement métallique de Laënnec.

Ces deux derniers bruits s'entendront encore plus distinctement si la caverne se rompt dans la cavité des plèvres. En outre la percussion pourra distinguer la quantité du gaz et du liquide contenus alors dans cette cavité.

§ V.

HÉMOPTYSIE.

Le sang sorti de la bouche peut provenir de sources différentes. Mais on a réservé le nom d'hémoptysie au crachement de sang qui provient de l'exhalation hémorrhagique de la membrane muqueuse des bronches et des vésicules pulmonaires.

Le sang exhalé dans les bronches subit un déplacement pendant le passage de l'air, et permet d'entendre le *râle muqueux*.

Si le siége de l'hémorrhagie a lieu dans les vésicules pulmonaires, ou si le sang exhalé dans les bronches, tombe dans ces organes, le plus souvent il s'y transforme en caillots solides, qui obstruent les cavités des vésicules et empêchent l'entrée de l'air.

C'est à cette dernière forme de l'hémorrhagie des voies aériennes, que Laënnec a donné le nom *d'apoplexie pulmonaire*.

D'après ce que nous avons dit dans la première partie de cet ouvrage, la percussion donnera un son *mat* dans l'endroit correspondant à l'engorgement apoplectique. L'oreille pourra y reconnaître le *souffle bronchique* et un léger *retentissement de la voix*, et tout autour, un *râle muqueux*, provenant du déplacement de sang liquide contenu dans les bronches voisines.

ARTICLE DEUXIÈME.

AFFECTIONS

DES ORGANES DE LA CIRCULATION.

§ Ier.

PÉRICARDITE.

C'est l'inflammation du péricarde qu'on connaît sous ce nom. Cette affection n'était reconnue par nos ancêtres qu'après l'ouverture des cadavres, et l'on doit regarder son diagnostic comme une acquisition de notre siècle.

Laënnec, cet observateur si habile, déclare lui-même qu'il n'a jamais pu reconnaître les signes de cette affection pendant la vie, et que s'il en jugeait quelquefois la présence, c'était plutôt en la devinant qu'en l'induisant de caractères déterminés.

Plus récemment M. Louis a sondé ce terrain encore ténébreux, et nous a dévoilé une bonne partie des mystères qu'il récélait.

Cependant les signes désignés par cet excellent observateur, comme indices d'une péricardite, sont loin d'accompagner constamment cette affection.

Ce n'est que dans ces dernières années que M. Bouillaud, en France, et MM. Latham,

Stokes et Hope, en Angleterre, ont remarqué quelques signes plus certains, et observables par les deux méthodes au développement desquelles nous consacrons notre travail.

Il n'est pas de notre objet de discuter la priorité des travaux de ces médecins, et tout ce que nous pouvons faire ici, c'est d'assurer que nous avons vu M. Bouillaud reconnaître des péricardites, au moyen de la percussion et de l'auscultation, avant que ce médecin célèbre ait eu la moindre connaissance des observations des médecins anglais.

La péricardite présente sous le rapport de l'atonomie pathologique plusieurs objets à noter. Souvent on aperçoit les traces de l'inflammation dans la rougeur des parties dont elle était le siége. Elle y est différemment distribuée. Tantôt par petits points rouges, tantôt par plaques ou par arborisations. Les arborisations peuvent avoir leur siége dans le tissu cellulaire sous-séreux, ce qui arrive le plus fréquemment ou dans les mailles du feuillet séreux lui-même.

Il est rare que le péricarde soit épaissi à la suite de l'inflammation; cependant noes avons observé cette particularité.

La sécrétion de sérosité, fonction normale dans le péricarde, est sujette à des variations qui atteignent soit la quantité, soit la qualité du liquide.

La quantité peut s'élever depuis deux ou trois cuillerées, jusqu'à un volume bien plus considérable, capable de produire la distension du péricarde.

La nature du liquide peut subir plusieurs changemens. Tantôt il est limpide, d'un jaune citrin, tantôt sanguinolent. Une autre fois sa masse se divise en deux parties, l'une aqueuse et l'autre floconneuse qui se coagule en se déposant sur les parois du sac séreux sous forme membraneuse.

Les fausses membranes qu'elle forme prennent des aspects très-différens : tantôt elles sont disposées en forme de brides qui réunissent le feuillet pariétal au feuillet viscéral ; tantôt elles recouvrent la membrane séreuse du péricarde dans une étendue plus ou moins considérable. Mais alors leur aspect présente une particularité qu'on ne rencontre nulle part ailleurs dans les inflammations des membranes séreuses. Loin d'être unies comme les fausses membranes des autres séreuses, elles présentent des surfaces inégales, hérissées de nombreuses élevures séparées par des enfoncemens.

Quelquefois ces inégalités sont tellement

régulières, qu'elles présentent de vraies imbrications qui contournant la forme conique du cœur imitent assez bien un ananas.

Une autre fois la surface interne du péricarde ressemble, d'après la juste comparaison de Corvisart, à un bonnet de veau ou à un gâteau de miel.

M. Hope l'a comparé à la surface qu'on obtient en écartant deux assiettes enduites de beurre. Dans d'autres cas, M. Bouillaud a comparé ces inégalités à celles qu'on apperçoit sur la langue d'un chat.

Quelle est la cause de cette particularité dans la forme des fausses membranes du péricarde, et pourquoi ces inégalités ne se présentent-elles pas dans les fausses membranes des autres séreuses?

La ressemblance que M. Hope a trouvé entre leur aspect et celle d'une surface qu'on obtiendrait en écartant deux assiettes enduites d'un corps gras, n'indique-t-elle pas, comme l'a observé M. Bouillaud, la répétition continuelle de cette expérience dans les mouvemens du cœur?

Tantôt ces fausses membranes disparaissent complètement par résorbtion; tantôt les parties liquides seules sont résorbées, et la partie la plus consistante reste attachée au péricarde, où elle forme des *plaques laiteuses*. Ou bien cette matière plastique s'arrange en forme d'excroissances, se cartilaginifie ou s'ossifie.

Si le péricarde ne contient pas de liquide, la *matité* du cœur s'observera à-peu-près dans l'étendue normale, à moins que le cœur n'augmente lui-même de volume à la suite d'une congestion provoquée par l'excitation de l'organe qui l'enveloppe.

Dans ce cas, la *matité* du cœur prend une extension rapide, et les bruits valvulaires s'entendent *distinctement* et *superficiellement*.

Cette augmentation de volume peut survenir aussi à la suite de l'inflammation de l'endocarde; et il sera quelquefois difficile de reconnaître cette dernière affection de la péricardite sèche avec la même complication. Heureusement, l'erreur n'aura pas de suites dangereuses; ces deux états morbides exigeant à-peu-près le même traitement.

Si le péricarde contient de la sérosité, la *matité* sera proportionnée à la quantité du liquide, et son apparition rapide la fera distinguer de la *matité* d'une hypertrophie du cœur.

Lorsqu'après avoir examiné la région précordiale pendant le décubitus dorsal, on marque bien le niveau supérieur et inférieur du liquide, et qu'ensuite on met le malade sur son séant, les niveaux s'abaissent plus ou moins au-dessous des points précédens, ce qui prouve que la *matité* ne dépend pas non plus de l'augmentation simple du volume du cœur, résultat de la congestion.

Pourrait-t-on tirer les mêmes conclusions du déplacement des limites latérales du liquide; lorsque le malade quitte le décubitus dorsal pour se coucher sur l'un des côtés? Nous ne le pensons pas, car ce changement peut dépendre du déplacement du cœur lui-même.

L'auscultation possède aujourd'hui plusieurs signes pour faire connaître la présence d'une péricardite.

Lorsque le péricarde est le siége d'un épanchement plus ou moins considérable, outre la *matité* donnée par la percussion, l'auscultation percevra les bruits du cœur, *sourds* et *éloignés*, et l'oreille ne sentira pas d'impulsion. Quelquefois à ces caractères pourra se joindre un bruit de *souffle*, résultat de la compression du cœur et de ses orifices par l'épanchement du péricarde.

Si, sans contenir de liquides, le péricarde

est recouvert des fausses membranes, le cœur frottant pendant chaque systole contre les inégalités de celles-ci, produira les différens bruits connus sous le nom de *bruits*, de *frôlement*, de *frottement*, de *souffle*, de *scie*, de *râpe*, et de *cuir neuf*; tous produits par le même mécanisme, et ne présentant que les différentes nuances du frottement.

Mais le bruit de *cuir neuf* observé pour la première fois par M. Collin, et que nous avons eu occasion de bien constater une fois, est presque seul caractéristique d'une péricardite. Des bruits analogues à tous les autres bruits du péricarde, s'entendent dans différentes lésions du cœur.

Cependant, chaque fois que ces bruits seront superficiels, et sembleront se passer immédiatement sous l'oreille, principalement pendant le rapprochement de la pointe du cœur, on présumera qu'ils se passent dans le péricarde et qu'on a affaire à une péricardite.

Un autre caractère distinctif propre aux bruits de cette affection, c'est l'étendue de leur retentissement; les bruits provenant d'une lésion des valvules ou des orifices du cœur, s'entendent ordinairement dans une étendue considérable, tandis que ceux qui partent du péricarde, se bornent à la région précordiale, et laissent entendre les bruits valvulaires au-dessous de la clavicule gauche.

Lorsque l'affection est également aiguë, mais que les bruits anormaux, loin d'être *superficiels*, sont assez *profonds*, et qu'ils se font mieux entendre vers les orifices du cœur, que partout ailleurs, il est très-probable qu'ils sont dus à une endocardite, laquelle aurait donné naissance à différentes lésions des valvules ou des orifices du cœur, ce qui explique la formation des bruits anormaux.

Quelques autres circonstances peuvent encore servir à éclairer davantage le diagnostic.

Ainsi, lorsqu'après avoir entendu le souffle dans le décubitus dorsal, ou dans la position assise, on le voit disparaître lorsque le malade se couche sur le côté droit, on aura de fortes raisons de croire qu'il existe quelques fausses membranes dans le péricarde, et que le bruit de souffle, qui dépendait du froissement de ces membranes, lorsque la pointe du cœur était rapprochée des parois de la poitrine, a disparu, parce que celle-ci en était plus éloignée dans la nouvelle position.

§ II.

AFFECTIONS DU COEUR.

Après avoir passé en revue, dans la première partie de cet ouvrage, les signes d'auscultation et de percussion que le centre circulatoire offre à observer, soit dans l'état normal, soit dans l'état anormal, et indiqué pour l'explication de leur mécanisme, les lésions organiques avec lesquelles ces signes coïncident ; il nous resterait encore à suivre chaque maladie dans sa marche et à assigner à chacune de ses périodes ou de ses différentes phases, les modifications correspondantes des signes primitifs, ainsi que nous l'avons fait pour les autres organes.

Mais d'un côté, parmi les divers phénomènes que nous avons spécifiés sous le nom de bruits de souffle, de soufflet, de scie, de râpe, etc., le même signe n'appartient pas toujours à la même lésion, et, d'un autre côté, plusieurs affections du cœur ont à-peu-près la même marche, et n'offrent pas beaucoup de mobilité dans les signes physiques qui les accompagnent.

Par exemple, nous avons dit prudemment que l'hypertrophie avec dilatation des ventricules donne lieu à une *matité* plus considérable dans la région précordiale, et fait augmenter le choc du cœur. Avons-nous besoin de consacrer un chapitre particulier à cette affection pour dire que ces signes diminueront de force et d'étendue à mesure que le cœur revient à son état normal?

Ainsi donc, au lieu de suivre la maladie pas à pas, et d'en décrire les signes successifs, voici le terme de la question que nous devons nous proposer de résoudre. Un bruit anormal ayant été entendu, déterminer, et par ce qu'il peut avoir de spécial en lui-même, et par les autres circonstances qui l'accompagnent, à quelle lésion du cœur il correspond : s'il est l'effet d'un rétrécissement des orifices du cœur, ou de quelque lésion des valvules, ou de la dilatation des orifices et du reflux du sang des ventricules dans les oreillettes, ou enfin d'une lésion quelconque que nous avons décrit parmi les causes de bruits de soufflet?

Cette question n'est pas sans difficulté, et le plus souvent pour la résoudre on sera forcé de procéder par voie d'exclusion. Tout récemment nous avons vu une jeune fille de vingt ans, présentant une constitution étiolée, une teinte de cire particulière aux individus chlorotiques. Cette malade éprouvait fréquemment des palpitations de cœur, des étouffemens; et, depuis quelque tems, l'œdème des malléoles se présentait vers le soir. L'examen du cœur offrait une *matité* plus considérable qu'à l'état normal, on y distinguait très-bien le bruit de *souffle* pendant les contractions des ventricules.

A quel genre d'affection étaient dus ces symptômes, était-ce la chlorose, était-ce une lésion organique des orifices ou des valvules qui leur donnait naissance?

Le médecin ordinaire de la malade embrassa la dernière opinion qui nous parut de prime-abord hors de doute. Mais ensuite la malade passa sous l'examen de M. Bouillaud. Ce célèbre observateur nous dit avoir affaire à la chlorose.

En effet, s'il est vrai que les symptômes observés étaient propres aux lésions des valvules ou des orifices du cœur, les antécédens, l'âge et la constitution de la malade s'opposaient à cette manière de voir.

D'un autre côté, il est probable que, dans la chlorose, le cœur partage le sort des muscles de la vie animale, qu'il subit un amincissement, et cède facilement aux efforts du sang tendant à le dilater. Les orifices auriculo-ventriculaires participeront à cette dilatation ; et le sang refluant en vertu de cette disposition des ventricules dans les oreillettes, peut très-bien donner lieu au bruit de *souffle*.

L'œdème des malléoles est un signe caractéristique d'un obstacle à la circulation, mais chez les chlorotiques dont le sang contient beaucoup de sérosité, chez qui cette sérosité pleut par les parois des vaisseaux sous différentes formes (œdème de tous les tissus, fleurs blanches), faut-il s'étonner que cette sérosisé soit quelquefois plus appréciable dans les parties les plus déclives où se rassemble par son poids ?

En outre, cette malade ne sentait jamais de douleurs dans la région précordiale ; les battemens étaient très-superficiels ; les bruits anormaux s'entendaient le mieux à la base du cœur ; de sorte qu'on ne pouvait soupçonner la présence d'une péricardite soit avec épanchement, soit avec des fausses membranes.

La constitution de la malade faisait assez deviner la composition du sang pauvre en fibrine, pour qu'on ne puisse croire à la présence de quelques caillots, opinion que repoussait d'ailleurs la marche de la maladie.

On voit que c'est uniquement par voie

d'exclusion qu'on a procédé au diagnostic et qu'on a dû pencher pour la chlorose.

En conséquence, on prescrivit à la malade des toniques, et aujourd'hui, depuis un mois environ de traitement, le bruit de souffle existe à peine.

Mais si le malade qui présente un bruit de souffle est dans la force de l'âge, s'il avait auparavant des rhumatismes articulaires, ou sentait des douleurs dans la région précordiale, s'il éprouve beaucoup d'étouffement, si les membres sont œdématiés, etc., on aura des indices presque certains de quelque lésion des valvules du cœur avec rétrécissement des orifices. Ils seraient encore plus certains si, au lieu du bruit de *souffle*, on entendait le bruit de *râpe*.

Enfin, on reconnaîtra une hypertrophie avec dilatation des ventricules, sans aucune lésion des valvules, lorsqu'à des battemens forts, à une *matité* plus étendue et à des bruits valvulaires plus *sourds* qu'à l'état normal, ne se joindront pas des hydropisies ni une dyspnée considérable, et si la figure est plutôt rouge que livide.

Les affections organiques du cœur donnent souvent lieu consécutivement à un amas de sérosité dans les vésicules pulmonaires (œdème des poumons), aux épanchemens dans dans les différentes cavités, au gonflement du foie, etc. Nous avons déjà indiqué les moyens de diagnostiquer les deux dernières complications dans les chapitres particuliers.

Le liquide qui constitue l'œdème des poumons sera déplacé à chaque inspiration et donnera lieu au *râle sous-crépitant*.

§ III.

ANÉVRISME DE L'AORTE.

Une grande incertitude régnait dans le diagnostic des anévrismes de l'aorte jusqu'à l'époque de Corvisart. Quoique ce dernier médecin ait fait à ce sujet des recherches fructueuses, il déclare lui-même que le diagnostic des anévrismes offre toujours une grande obscurité, quand la tumeur ne se prononce pas au dehors, et que l'anévrisme n'est évident que lorsque la tumeur est saillante ; assertions toutes deux fausses, car quelquefois une tumeur étrangère peut soulever les côtes comme l'a observé Laënnec, et propager les battemens de l'aorte subjacente.

La plupart des signes donnés par Corvisart comme les plus propres à révéler la présence d'un anévrisme de l'aorte, tels que le sifflement de la voix, l'obscurité du son dans la partie supérieure et moyenne du sternum la petitesse et l'irrégularité du pouls et son inégalité aux deux bras, peuvent appartenir aux différentes tumeurs qui compriment les bronches ou les troncs artériels.

Le bruissement sensible à la main au-dessus de la tumeur, n'est pas toujours dans les affections organiques du centre circulatoire.

Laënnec avoue aussi que le diagnostic des anévrismes de l'aorte est souvent très-difficile; cependant il avait reconnu quelquefois leur présence au moyen des battemens simples entendus dans le trajet de l'aorte.

Les observations de M. Bouillaud ont fait ajouter encore plus d'importance à ce signe que ce praticien regarde comme un caractère certain de l'anévrisme.

D'après M. Bouillaud, « lorsque l'anévrisme occupe l'aorte sous-sternale, les battemens se font entendre sous le sternum et sous les cartilages des côtes dans une étendue plus ou moins considérable selon le volume de la tumeur. Le battement simple deviendra d'autant plus évident que la tumeur sera plus volumineuse et qu'elle sera plus en rapport avec des parties vibrantes.

» Les anévrismes de l'aorte pectorale descendante et surtout ceux qui rongent la colonne vertébrale manifesteront leur existence par des battemens simples, correspondans aux vertèbres corrodées, signe d'autant plus certain que, comme le fait remarquer Laënnec, les contractions doubles du cœur s'entendent très-rarement dans le dos. »

Il est vrai que souvent on serait exposé à prendre les battemens entendus au dessus du sternum pour le retentissement du premier bruit du cœur, mais ce battement diffère de celui du centre circulatoire par sa plus grande intensité. Il est également si éclatant que quelquefois il blesse l'oreille comme l'a observé M. Bouillaud.

On distinguera les battemens d'un anévrisme de l'aorte abdominale de ceux qui résultent de l'inflammation ou des spasmes de ce vaisseau par l'étendue de l'impulsion, et par la force du bruit, bien plus prononcée dans le premier que dans le dernier cas.

La percussion donnant un son *mat* dans une étendue considérable de la région correspondante aux battemens simples, deviendra un signe confirmatif du diagnostic porté à l'aide de l'auscultation, tandis que seule elle ne conduirait jamais à un résultat certain.

FIN.

TABLE DES MATIÈRES.

Pages.

DEUXIÈME PARTIE.

ERRATA.

Page 38, ligne 25, au lieu de 2, *lisez* 3.
—— 56 —— 21, au lieu de elle, *lisez* la matité.
—— 166 —— 26, *effacez* le mot colonne.
—— 201 —— 17, la grossesse doit faire un cas particulier et n'être pas comprise dans la catégorie du n° 1.
—— 207 —— 3 du bas, au lieu de l'enfantement, *lisez* grossesse.

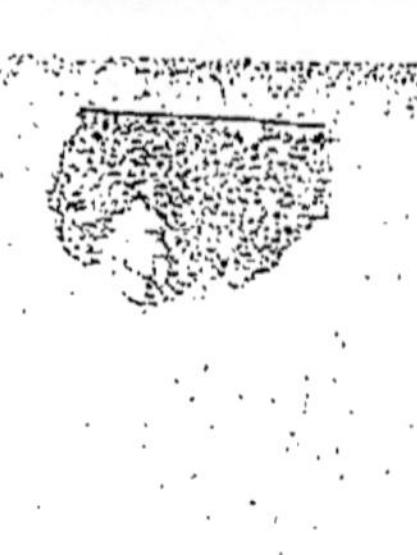

www.ingramcontent.com/pod-product-compliance
Ingram Content Group UK Ltd.
Pitfield, Milton Keynes, MK11 3LW, UK
UKHW012158240726
13966UKWH00002B/437

9 782011 916815